DICTIONARY OF MEDICAL EMERGENCIES
English - Spanish

DICCIONARIO DE EMERGENCIAS MÉDICAS
Inglés - Español

Edita Ciglenečki

Copyright © 2016 Edita Ciglenečki
All rights reserved.
ISBN-13: 978-1541084193
ISBN-10: 1541084195

INTRODUCTION - INTRODUCCIÓN

The audience for this dictionary includes medical professionals working in multilingual environments; global health professionals in tourist areas; professionals in public health, humanitarian medicine, emergency disaster management, rescue teams and above all, frequent travellers disposed to any kind of danger or health risk and therefore in the need of medical assistance while in some foreign speaking country. In emergency situations even small misunderstandings can lead to the loss of valuable time and consequently lives, therefore this English-Spanish dictionary is created in very practical time-saving and easy-to-understand way for both medical professionals and their patients. Instead of one classical A to Z alphabetical order, it consists of over 3000 medical terms divided to several topics where terms regarding each topic are organized alphabetically. The topics start from very basic subjects of numbers and orientation and proceed with terminology concerning accidents and disasters, parts of the human body, injuries, symptoms and diseases, pharmacy, medical facilities, medical procedures, diagnostics, pregnancy and obstetrics.

Este diccionario médico inglés-español proporciona de forma breve, clara y suficiente unos 3000 términos médicos que cubren orientación en el tiempo y espacio; accidentes y catástrofes; partes del cuerpo humano; síntomas, heridas y enfermedades; farmacia; facilidades médicas, procedimientos y asistencia médica; exámenes médicos; embarazo y obstetricia.

CONTENTS - CONTENIDO

i	INTRODUCTION - INTRODUCCIÓN	3
ii	CONTENTS - CONTENIDO	4
iii	DICTIONARY OF MEDICAL EMERGENCIES / DICCIONARIO DE EMERGENCIAS MÉDICAS	5
1	NUMBERS / NÚMEROS	7
2	ORIENTATION IN TIME / ORIENTACIÓN EN EL TIEMPO	7
3	ORIENTATION IN SPACE / ORIENTACIÓN EN EL ESPACIO	7
4	ACCIDENTS, CATASTROPHES AND DISTRESS / ACCIDENTES, CATÁSTROFES Y ANGUSTIA	7
5	PARTS OF THE HUMAN BODY / PARTES DEL CUERPO HUMANO	9
6	SYMPTOMS, INJURIES AND DISEASES / SÍNTOMAS, HERIDAS Y ENFERMEDADES	14
7	PHARMACY / FARMACIA	42
8	MEDICAL FACILITIES, PROCEDURES AND CARE / FACILIDADES MÉDICAS, PROCEDIMIENTOS Y ASISTENCIA MÉDICA	45
9	MEDICAL EXAMS / EXÁMENES MÉDICOS	48
10	PREGNANCY AND OBSTETRICS / EMBARAZO Y OBSTETRICIA	52
iv	ABOUT THE AUTHOR	55

DICTIONARY OF MEDICAL EMERGENCIES
English - Spanish

DICCIONARIO DE EMERGENCIAS MÉDICAS
Inglés - Español

NUMBERS	NÚMEROS
Zero	Cero
One	Uno
Two	Dos
Three	Tres
Four	Cuatro
Five	Cinco
Six	Seis
Seven	Siete
Eight	Ocho
Nine	Nueve
Ten	Diez
Eleven	Once
Twelve	Doce
Thirteen	Trece
Fourteen	Catorce
Fifteen	Quince
Sixteen	Dieciséis
Seventeen	Diecisiete
Eighteen	Dieciocho
Nineteen	Diecinueve
Twenty	Veinte
Twenty-one	Veintiuno
Twenty-two	Veintidós
Thirty	Treinta
Forty	Cuarenta
Fifty	Cincuenta
Sixty	Sesenta
Seventy	Setenta
Eighty	Ochenta
Ninety	Noventa
Hundred	Cien
One hundred and one	Ciento uno
One hundred and twenty-three	Ciento veintitrés
Twohundred	Doscientos
Three hundred	Trescientos
Four hundred	Cuatrocientos
Five hundred	Quinientos
Six hundred	Seiscientos
Seven hundred	Setecientos
Eight hundred	Ochocientos
Nine hundred	Novecientos
Thousand	Mil
Two thousand	Dos mil
Million	Millón
Milliard (billion)	Mil millones (miliarda)

ORIENTATION IN TIME	ORIENTACIÓN EN EL TIEMPO
Yesterday	Ayer
Today	Hoy
Tomorrow	Día de mañana
Year	Año
Month	Mes
Week	Semana
Day	Día
Hour	Hora
Minute	Minuto
Second	Segundo
Morning	Mañana
Afternoon	Tarde
Evening	Anochecer
Night	Noche

ORIENTATION IN SPACE	ORIENTACIÓN EN EL ESPACIO
Up (above)	Arriba
Down (below)	Abajo
Left	Izquierda
Right	Derecha
In front	Enfrente
Behind	Detrás
Inside	Dentro
Outside	Fuera

ACCIDENTS, CATASTROPHES AND DISTRESS	ACCIDENTES, CATÁSTROFES Y ANGUSTIA
ABC weapons	Armas atómicas, biológicas y químicas (ABQ)
Air attack	Ataque aéreo
Airplane crash	Accidente de aviación
Alarm	Alarma
Alarm signal	Señal de alarma
Atomic bomb (A-bomb)	Bomba atómica (bomba A)
Atomic weapons	Arma atómica
Attack	Ataque
Avalanche	Avalancha
Bacteria	Bacteria
Biological weapon	Arma biológica
Bomb	Bomba
Bullet	Bala
Call for help	Llamada de socorro

Car accident	Accidente automovilístico (siniestro de tráfico)	Mine clearance (demining)	Desminado (eliminación de minas)
Cave	Cueva	Mine field	Campo minero
Chemical pollution	Polución química	Mountain	Montaña
Chemical weapon	Arma química	Naval mine	Mina marina
Civil defense	Protección civil		
Cobalt bomb	Bomba de cobalto	Neurotoxin	Neurotoxina
Cold weapon	Arma blanca		
Collision	Colisión	Neutron bomb	Bomba de neutrones (bomba N)
Conventional weapon	Arma convencional	Nuclear accident	Accidente nuclear
Dirty bomb	Bomba sucia	Nuclear waste (radioactive waste)	Desechos nucleares
Domestic accident	Accidente doméstico		
Drowned person	Ahogado	Nuclear weapon	Arma nuclear
Drowning	Ahogamiento	Nuclear weapons testing	Prueba nuclear (ensayo nuclear)
Earthquake	Terremoto		
Electric shock	Choque eléctrico	Occupational accident	Accidente laboral
Enriched uranium	Uranio einriquecido		
Epidemic	Epidemia	Pandemic	Pandemia
Explosion	Explosión	Parachute	Paracáidas
Explosive	Explosivo	Physical assault	Asalto físico
Fall	Caída	Pirate	Pirata
Fight	Pelea	Pirate attack	Ataque de piratas
Fire	Fuego	Plutonium	Plutonio
Fire (conflagration)	Incendio (fuego)	Poison gas	Gas tóxico
Firearm	Arma de fuego	Radiation	Radiación
Flood	Inundación	Rape (violation)	Violación
Heat stroke	Golpe de calor	Refugee	Refugiado
Helicopter (chopper)	Helicóptero	Refugee camp	Campamento para refugiados
"Help!"	"¡Socorro!"	Rescuer	Salvador (rescatador)
Hidrogen bomb (H-bomb)	Bomba de hidrógeno (bomba H)	River	Río
Homicide (murder)	Homicidio (asesinato)	Robbery	Robo
		Rock	Roca
Hostage	Rehén	Rope	Cuerda
Human trafficking	Trata de personas	Ruins	Ruinas
Hurricane	Huracán	Salvage	Salvamento
Ice	Hielo	Sand storm	Tormenta de arena
Iceberg	Témpano de hielo	Sea	Mar
Icebreaker	Rompehielos	Sea ice	Banquisa (hielo marino)
Invasion	Invasión		
Kidnapping	Secuestro	Search	Búsqueda
Lake	Lago	Search and rescue dog	Perro de búsqueda y rescate
Land	Tierra		
Land mine	Mina terrestre	Search and rescue team	Equipo de búsqueda y rescate
Laser weapon	Arma láser		
Lava	Lava	Shark attack	Ataque de tiburón
Lifebelt (lifebuoy)	Boya salvavidas	Shelter	Abrigo
Lifeboat	Bote salvavidas	Ship	Barco
Lifejacket (life vest)	Chaleco salvavidas	Ship wreck	Buque naufragado
Marine salvage	Salvamento marítimo	Shrapnel	Metralla
		Sinking of a ship	Hundimiento de un barco
Mine	Mina		

Slavery	Esclavitud
Snow	Nieve (zapada)
Snow storm	Nevasca (ventisca de nieve)
SOS call	Llamada de SOS
Storm	Tormenta (tempestad)
Stranding of a ship	Encallamiento de barco
Strategic nuclear weapon	Arma nuclear estratégica
Stroke (hit, blow)	Golpe
Suicide	Suicidio
Tactical nuclear weapon	Arma nuclear táctica
Terrorist	Terrorista
Terrorist attack	Ataque terrorista
Terrorist cell	Célula terrorista
Thunderclap	Trueno
Tidal wave	Ola de marea
Traffic accident	Accidente de tráfico
Tsunami	Tsunami (maremoto)
Typhoon	Tifón
Uranium	Uranio
Victim	Víctima
Virus	Virus
Volcanic eruption	Erupción volcánica
War	Guerra
Water	Agua
Waterspout	Managa de agua (tromba marina)
Weapon	Arma
Weapon of mass destruction	Armas de destrucción masiva

PARTS OF THE HUMAN BODY	PARTES DEL CUERPO HUMANO
Abdominal aorta	Aorta abdominal
Abdominal oblique muscle	Músculo oblicuo del abdomen
Abdominal wall	Pared abdominal
Acetabulum	Acetábulo
Acetylcholine	Acetilcolina
Acoustic nerve (vestibulocochlear nerve)	Nervio auditivo (nervio vestibulococlear, nervio estatoacústico)
Adam's apple	Nuez de Adán
Adductor muscle	Músculo aductor
Adenohypophysis	Adenohipófisis
Adrenal gland	Glándula suprarrenal
Adrenalin (adrenaline)	Adrenalina
Agglutinin	Aglutinina
Agglutinogen	Aglutinógeno
Albumin	Albúmina
Aldosterone	Aldosterona
Alveolus	Alvéolo
Amino acid	Aminoácido
Ammonia	Amoníaco
Ankle joint	Tobillo
Antidiuretic hormone (vasopressin)	Hormona anidiurética (arginina vasopresina)
Anus	Ano
Anvil (incus)	Yunque
Aorta	Aorta
Aortic valve	Válvula sigmoidea aórtica
Aponeurosis	Aponeurosis
Arachnoid mater	Aracnoides
Arm	Brazo
Armpit (axilla, underarm)	Sobaco (axila)
Arteriole	Arteriola
Artery	Arteria
Articular capsule (joint capsule)	Cápsula articular
Astrocyte	Astrocito
Atrioventricular node	Nódulo auriculoventricular
Auditory canal (ear canal)	Conducto auditivo externo
Back	Espalda
Bartholin's gland	Glándula de Bartolino
Basophil granulocyte	Basófilo
Belly (abdomen)	Abdomen (panza)
Biceps brachii muscle	Músculo bíceps braquial
Biceps femoris muscle	Músculo bíceps crural
Bile duct	Vía biliar
Bilirubin	Bilirrubina
Blood	Sangre
Blood group	Grupo sanguíneo
Blood group A	Grupo sanguíneo A
Blood group AB	Grupo sanguíneo AB
Blood group B	Grupo sanguíneo B
Blood group 0	Grupo sanguíneo 0
Blood vessel	Vaso sanguíneo
Body fluid	Fluido corporal

Bone	Hueso
Bone marrow	Médula ósea
Brachialis muscle	Braquial anterior
Brain	Cerebro
Brain marrow	Médula cerebral
Brain stem	Tronco del encéfalo
Brain ventricle	Ventrículo cerebral
Breast	Mama
Breastbone (sternum)	Esternón
Bronchiole	Bronquiolo
Bronchus	Bronquio
Bulbourethral gland (Cowper's gland)	Glándula bulbouretral (glándula de Cowper)
Bundle of His	Haz de His
Calcaneus	Calcáneo
Calcitonin	Calcitonina
Calf	Pantorrilla
Canal of Schlemm	Canal de Schlemm
Canine tooth	Canino (diente colmillo)
Capillary	Capilar
Carbohydrate	Carbohidrato
Cardiac atrium	Aurícula cardíaca (atrio)
Cardiac muscle (myocardium)	Miocardio
Cardiac ventricle	Ventrículo cardíaco
Carpus	Carpo
Cartilage	Cartílago
Cartilage ring	Cartílago circoides
Catecholamine	Catecolamina
Cell	Célula
Cementum	Cemento dental
Cerebellum	Cerebelo
Cerebral cortex	Corteza cerebral
Cerebrospinal fluid	Líquido cefalorraquídeo (líquido cerebrospinal)
Cerebrum (telencephalon)	Telencéfalo
Cheek	Mejilla (carrillo)
Chest	Pecho
Chin	Barbilla (mentón)
Cholesterol	Colesterol
Choroid	Coroides
Ciliary muscle	Músculo ciliar
Clitoris	Clítoris
Coccygeal vertebra	Vértebra coccígea
Cochlea	Cóclea (caracol)
Collagen	Colágeno
Collarbone (clavicle)	Clavícula
Cornea	Córnea
Coronary artery	Arteria coronaria
Corpus luteum	Cuerpo lúteo (cuerpo amarillo)
Corticosteroid	Corticosteroide
Corticosterone	Corticosterona
Corticotropin (adrenocorticotropic hormone)	Hormona adrenocorticotropa (corticotropina, corticotrofina)
Cortisol	Cortisol (hidrocortisona)
Cortisone	Cortisona
Cranial nerve	Nervio craneal
Crown ofa tooth	Corona del diente
Deltoid muscle	Músculo deltoides
Dendrite	Dendrita
Dental pulp	Pulpa dentaria
Dentin	Dentina
Deoxyribonucleic acid (DNA)	Ácido desoxirribonucleico
Diaphragm	Diafragma
Diencephalon	Diencéfalo
Duodenum	Duodeno
Dura mater	Duramadre
Ear	Óido
Eardrum (tympanic membrane)	Tímpano
Earwax (cerumen)	Cerumen (cerilla)
Ejaculatory duct	Conducto eyaculador
Elastin	Elastina
Elbow	Codo
Elbow joint	Articulación del codo
Electrolyte	Electrolito
Eosinophil	Eosinófilo
Epididymis	Epidídimo
Erythrocyte (red blood cell)	Eritrocito (glóbulo rojo)
Estradiol	Estradiol
Estrogen	Estrógeno
Ethmoid bone	Hueso etmoides
Eye	Ojo
Eye orbit	Órbita
Eyeball	Globo ocular
Eyebrow	Ceja
Eyelash	Pestaña
Eyelid	Párpado
Face	Cara (faz)
Fallopian tube (oviduct)	Trompa de Falopio (tuba uterina, oviducto)
Fat	Grasa

Fat tissue	Tejido graso (tejido adiposo)
Fibrin	Fibrina
Fibrinogen	Fibrinógeno
Fibroblast	Fibroblasto (célula fija)
Fibula (calf bone)	Peroné (fíbula)
Finger	Dedo de la mano
Foot	Pie
Forearm	Antebrazo
Forefinger	Dedo índice
Forehead	Frente
Foreskin (prepuce)	Prepucio
Frontal bone	Hueso frontal
Gall (bile)	Bilis
Gall bladder	Vesícula biliar
Gas	Gas
Gastric acid	Ácido gástrico
Gastric juice	Jugo gástrico
Gastric mucous membrane	Mucosa estomacal
Gland	Glándula
Glans	Glande
Globulin	Globulina
Glomerulus	Glomérulo
Glucagon	Glucagón
Glucocorticoid	Glucocorticoide
Glucose	Glucosa
Gluteal muscle	Músculo glúteo
Glycogen	Glucógeno
Gonadotrophin	Gonadotropina
Granulocyte	Granulocito
Groin	Ingle
Growth hormone (somatotrophin)	Hormona de crecimiento somatotropa
Gullet (oesophagus)	Esófago
Gums (gingiva)	Encía
Hair	Pelo
Hair	Cabello
Hammer (malleus)	Martillo (malleus)
Hand	Mano
Hard palate	Paladar óseo
Head	Cabeza
Heart	Corazón
Heart valve (cardiac valve)	Válvula cardiaca (válvula de corazón)
Heel	Talón (calcañar)
Hemoglobin	Hemoglobina
Hip bone	Hueso coxal
Hip joint	Articulación de la cadera
Hormone	Hormona
Hymen	Himen
Hyoid bone (lingual bone)	Hueso hioides
Hypophysis (pituitary gland)	Hipófisis (glándula pituitaria)
Hypothalamus	Hipotálamo
Ileum	Íleon
Ilium	Ilion
Immunoglobulin	Inmunoglobulina
Incisor	Incisivo
Inferior vena cava	Vena cava inferior
Innominate bone (pelvis)	Pelvis
Insulin	Insulina
Intercostal muscle	Músculo intercostal
Interstitial fluid	Líquido intersticial (líquido tisular)
Intervertebral disc	Disco intervertebral
Intestinal juice	Jugo intestinal
Intestinal villus	Vellosidad intestinal
Intestine	Intestin
Iris	Iris
Ischium	Isquión
Jaw	Quijada
Jejunum	Yeyuno
Joint	Articulación
Joint cartilage	Cartílago articular
Keratin	Queratina
Kidney	Riñón
Knee	Rodilla
Kneecap (patella)	Rótula (patela)
Lachrymal bone	Unguis (hueso lacrimal)
Lachrymal gland	Glándula lagrimal
Large intestine (colon)	Intestino grueso (colon)
Larynx	Laringe
Leg	Miembro inferior
Lens	Cristalino
Leukocyte	Leucocito
Ligament	Ligamento
Lip	Labio
Little finger (pinky)	Dedo meñique
Liver	Hígado
Loin	Espalda baja
Lower jaw (mandible)	Mandíbula
Lower leg	Pierna
Lumbar vertebra	Vértebra lumbar
Lung	Pulmón
Lungs	Pulmones
Luteinising hormone	Hormona luteinizante (lutropina)
Lymph	Linfa

Lymph gland (lymph node)	Ganglio linfático
Lymph vessel	Vaso linfático
Lymphocyte	Linfocito
Masseter muscle	Músculo masetero
Medulla oblongata	Bulbo raquídeo (médula oblongada, miencéfalo)
Melanin	Melanina
Melanotropin	Melanotropina
Melatonin	Melatonina
Meninx	Meninge
Meniscus	Menisco
Metacarpal bone	Hueso del metacarpo
Metacarpus	Metacarpo
Metatarsal bone	Hueso del metatarso
Metatarsus	Metatarso
Middle ear	Oído medio
Middle finger	Dedo corazón
Milk tooth	Diente de leche
Mineralcorticoid	Mineralocorticoide
Mitral valve (bicuspid valve)	Válvula bicúspide (válvula mitral)
Molar	Molar
Monocyte	Monocito
Mouth	Boca
Mouth cavity (oral cavity)	Cavidad bucal (cavidad oral)
Mucous membrane	Mucosa
Mucus	Moco
Muscle	Músculo
Muscular fascia	Fascia profunda
Nail	Uña
Nape (occiput)	Nuca
Nasal bone	Hueso proprio de la nariz (hueso nasal)
Nasolacrimal duct (tear duct)	Conducto nasolagrimal
Navel (belly button)	Ombligo (pupo)
Neck	Cuello
Nerve	Nervio
Nipple	Pezón
Noradrenaline	Noradrenalina
Nose	Nariz
Nostril	Narina
Occipital bone	Hueso occipital
Optic nerve	Nervio óptico
Organ	Órgano
Ovary	Ovario
Ovum	Óvulo
Oxytocin	Oxitocina
Palate	Paladar
Palatine bone	Hueso palatino
Palm	Palma
Pancreas	Páncreas
Pancreatic juice	Jugo pancreático
Parasympathetic nervous system	Sistema nervioso parasimpático
Parathyroid gland	Glándula paratiroides
Parathyroid hormone	Parathormona (hormona paratiroidea, paratirina)
Parietal bone	Hueso parietal
Parietal pleura	Pleura parietal
Pectoralis major muscle	Músculo pectoral mayor
Pectoralis minor muscle	Músculo pectoral menor
Penis	Pene (falo)
Pericardium	Pericardio
Perineum	Periné (perineo)
Peritoneum	Peritoneo
Phalanx bone	Falange
Pharynx (gullet, gorge)	Faringe
Phospholipid	Fosfolípido
Pia mater	Piamadre
Pineal body (pineal gland, epiphysis)	Glándula pineal (epifisis)
Pinna (auricle)	Pabellón auricular (aurícula)
Plasma	Plasma sanguíneo
Pleura	Pleura
Pore	Poro
Portal vein	Vena porta
Premolar	Premolar
Progesterone	Progesterona
Prostate	Próstata
Protein	Proteína
Pubis (pubic bone)	Pubis
Pulmonary artery	Arteria pulmonar (tronco pulmonar, tronco de las pulmonares)
Pupil	Pupila
Quadriceps femoris muscle	Músculo cuádriceps crural
Radius	Radio
Rectus abdominis muscle	Músculo recto mayor del abdomen
Retina	Retina
Rh factor negative	Factor Rh negativo
Rh factor positive	Factor Rh positivo
Rhomboid muscle	Músculo romboides
Rib	Costilla
Rib cage	Caja torácica

Ribonucleic acid	Ácido ribonucleico (ARN)	Sympathetic nervous system	Sistema nervioso simpático
Ring finger	Dedo anular	Synapse	Sinapsis
Root of a tooth	Raíz del diente	Synovial bursa	Bursa (bolsa sinovial)
Sacral vertebra	Vértebra sacra		
Saliva (spit, slobber)	Saliva	Synovial fluid (synovia)	Líquido sinovial
Salivary gland	Glándula salival	Synovial membrane	Membrana sinovial
Scalp	Cuero cabelludo (capa capilar)	Tailbone (coccyx)	Cóccix (coxis)
		Tailor's muscle	Músculo sartorio
Sclera	Eclerótica	(sartorius muscle)	
Sebaceous gland	Glándula sebácea	Tarsal bone	Hueso del tarso
Sebum	Sebo cutáneo	Tarsus	Tarso
Semen	Semen (esperma)	Taste bud	Papila gustativa
Semimembranosus muscle	Músculo semimembranoso	Tear	Lágrima
		Temple	Sien
Seminal vesicle	Vesícula seminal	Temporal bone	Hueso temporal
		Tendon (sinew)	Tendón
Semitendinosus muscle	Músculo semitendinoso	Testicle	Testículo
		Testosterone	Testosterona
Sesamoid bone	Hueso sesamoide	Thalamus	Tálamo
Sex gland (gonad)	Gónada	Thigh	Muslo (región femoral)
Shinbone (tibia)	Tibia		
Shoulder	Hombro	Thighbone (femur)	Fémur
Shoulder blade (scapula)	Omóplato (escápula)	Thoracic aorta	Aorta torácica
		Thoracic vertebra	Vértebra torácica
Shoulder joint	Articulación del hombro	Throat	Garganta
		Thrombocyte	Plaqueta (trombocito)
Sigmoid colon	Colon sigmoide		
Sinus	Seno	Thumb	Dedo pulgar (pólice)
Skeleton	Esqueleto	Thymus	Timo
Skin	Piel	Thyroid	Tiroides
Skull	Calavera (cráneo)	Thyroid-stimulating hormone (TSH, thyrotropin)	Tirotropina (TSH, hormona estimulante de la tiroides)
Skull base	Base del cráneo		
Small intestine	Intestino delgado		
Smooth muscle	Múscolo liso		
Soft palate	Úvula	Thyroxine	Tiroxina (tetrayodotironina, T4)
Sole	Planta del pie		
Sperm (spermatozoon)	Espermatozoide	Tissue	Tejido
		Toe	Dedo del pie
Sphenoid bone	Hueso esfenoides	Tongue	Lengua
Sphincter	Esfínter	Tonsil	Amígdala
Spinal cord	Médula espinal	Tooth	Diente
Spinal nerve	Nervio espinal	Tooth enamel	Esmalte dental
Spine (spinal column, backbone)	Columna vertebral	Trapezius muscle	Músculo trapecio
		Triceps brachii muscle	Músculo tríceps braquial
Spleen	Bazo		
Stirrup (stapes)	Estribo	Triceps surae muscle	Músculo tríceps sural
Stomach	Estómago		
Stool (feces)	Excrementos (heces)	Tricuspid valve	Válvula tricúspide
Striated muscle	Músculo estriado	Triglyceride	Triglicérido
Superior vena cava	Vena cava superior	Triiodothyronine	Triiodotironina
Sweat	Sudor	Trunk (torso)	Tronco
Sweat gland	Glándula sudorípara	Tympanic cavity	Cavidad timpánica
		Ulna	Cúbito (ulna)

Upper arm	Parte superior del brazo
Upper arm bone (humerus)	Húmero
Upper back	Espalda superior
Upper jaw (maxilla)	Hueso maxilar superior (maxila)
Urea	Urea
Ureter	Uréter
Urethra	Uretra
Urinary bladder	Vejiga urinaria
Urine	Orina
Vagina	Vagina (colpos)
Valve (valvula)	Válvula
Vein	Vena
Ventricle	Ventrículo
Venule	Vénula
Vermiform appendix (cecal appaendix)	Apéndice vermiforme (apéndice cecal, apéndice)
Vertebra	Vértebra
Vertex (crown of head)	Vértice craneal
Vestibule	Vestíbulo
Visceral pleura	Pleura visceral
Vocal chord	Cuerda vocal
Vomer	Vómer
Vulva	Vulva
Windpipe (trachea)	Tráquea
Womb (uterus)	Matriz (útero, seno materno)
Wrist	Muñeca
Wrist bone (carpal bone)	Hueso del carpo
Zygoma (cheekbone, malar bone)	Hueso cigomático (malar)

SYMPTOMS, INJURIES AND DISEASES	SÍNTOMAS, HERIDAS Y ENFERMEDADES
Abdominal aortic aneurysm	Aneurisma de aorta abdominal
Abdominal colic	Cólico abdominal
Abdominal pain	Dolor abdominal
Abdominal wall tension	Tensión de la pared abdominal
Aberrant pancreas	Páncreas aberrante
Abnormal flexibility	Flexibilidad anormal
Abnormal twisting of the intestines (volvulus)	Retorcimiento anormal del intestino (vólvulo)
Abnormally heavy menstrual period (menorrhagia)	Pérdida de sangre mayor durante la menstruación (menorragia)
Abnormally large intake of food (hyperphagia)	Ingestas descontroladas de alimentos (hiperfagia)
Aboulia (disorder of diminished motivation)	Abulia
Abrasion	Abrasión (escoriación)
Abscess	Absceso
Absence in development of an organ (aplasia of an organ)	Desarrollo detenido de un órgano (aplasia de un órgano)
Absence of menstrual period (amenorrhea)	Ausencia de la menstruación (amenorrea)
Absence of pulse	Pérdida de pulso
Acariasis	Acariasis
Accelerated basal metabolism	Metabolismo basal acelerado
Accelerated pulse rate	Pulso acelerado
Achilles tendon overuse injury	Tendinitis por sobreuso en el tendón de Aquiles
Achilles tendon rupture	Ruptura del tendón de Aquiles
Achillodynia (Achilles tendinitis)	Tendinitis de Aquiles
Achlorhydria	Aclorhidria
Achondroplasia	Acondroplasia
Acidosis	Acidosis
Acne	Acné
Acne vulgaris	Acné común (acne vulgaris)
Acoustic neuroma	Neuroma acústico
Acrocyanosis	Acrocianosis
Acromegaly	Acromegalia
Acrophobia (fear of heights)	Acrofobia (miedo a las alturas)
Actinic keratosis	Queratosis actínica
Actinomycosis	Actinomicosis
Acute abdomen	Abdomen agudo
Acute appendicitis	Apendicitis aguda
Acute gastric dilatation	Dilatación aguda del estómago
Acute kidney failure	Insuficiencia renal aguda
Acute lymphoblastic leukemia	Leucemia linfoblástica aguda

Acute myeloid leukemia (AML)	Leucemia mieloide aguda
Acute pain	Dolor agudo
Acute pulmonary heart	Cor pulmonale agudo
Addiction	Adicción (dependencia)
Addison's disease	Enfermedad de Addison
Adenocarcinoma	Adenocarcinoma
Adenoma	Adenoma
Adenopathy	Adenopatía
African trypanosomiasis (sleeping sickness)	Tripanosomiasis africana (enfermedad del sueño)
Age-related hearing loss (presbycusis)	Trastorno de la capacidad para oír de las personas envejecen (presbiacusia)
Age-related long-sightedness (presbyopia)	Vista cansada por la edad (presbiopía)
Agenesis (absence of an organ)	Agenesia (ausencia de un órgano)
Agnail (hangnail)	Padrastro
Agranulocytosis	Agranulocitosis
AIDS (acquired immune deficiency syndrome)	SIDA (síndrome de inmunodeficiencia adquirida)
Air embolism (gas embolism)	Embolia gaseosa
Albinism	Albinismo
Albuminuria	Albuminuria
Alcohol poisoning	Intoxicación por alcohol
Alcoholic cardiomyopathy	Miocardiopatía alcohólica
Alcoholic cirrhosis	Cirrosis alcohólica
Alcoholism	Alcoholismo
Aldosteronism (hyperaldosteronism)	Aldosteronismo (hiperaldosteronismo)
Algodystrophy	Algodistrofia
Alkali poisoning	Intoxicación por álcalis
Alkalosis	Alcalosis
Allergic contact dermatitis	Dermatitis alérgica de contacto
Allergic conjunctivitis	Conjuntivitis alérgica
Allergic rhinitis	Rinitis alérgica
Allergy	Alergia
Alopecia	Alopecia
Alopecia areata	Alopecia areata
Alopecia universalis	Alopecia areata universal
Altitude sickness (acute mountain sickness)	Mal de montaña (mal de altura)
Alzheimer's diesase	Enfermedad de Alzheimer
Amebiasis (amebic dysentery)	Disentería amebiana (amebiasis)
Amnesia	Amnesia
Amputation	Amputación
Amyloidosis	Amiloidosis
Amyotrophic lateral sclerosis	Esclerosis lateral amiotrófica
Anal abscess	Absceso anal
Anal atresia	Atresia anal
Anal bleeding	Pérdida de sangre a través del ano (rectorragia)
Anal fissure	Fisura anal
Anal fistula	Fístula anal
Analgesia (loss of pain sensation)	Analgesia
Anaphylactic shock	Choque anafiláctico
Anaplastic carcinoma	Carcinoma anaplásico
Ancylostomiasis	Anquilostomiasis
Androblastoma (Sertoli-Leydig cell tumor)	Tumor de células de Sertoli-Leydig (arrenoblastoma)
Anemia	Anemia
Anemia of chronic disease	Anemia de enfermedades crónicas
Anencephaly	Anencefalia
Aneurysm (aneurism)	Aneurisma
Aneurysm rupture	Ruptura del aneurisma
Angina	Angina
Angina pectoris	Angina de pecho (angor, angor pectoris)
Angioedema (angioneurotic edema)	Angioedema (edema de Quincke)
Angioma	Angioma
Angiosarcoma	Angiosarcoma
Anisakiasis	Anisakiasis (anisakidosis)
Ankle arthrosis	Artrosis de tobillo
Ankle distortion	Distorsión del tobillo
Ankle impingement syndrome	Pinzamiento anterolateral del tobillo

Ankylosing spondylitis (Bechterew's syndrome)	Espondilitis anquilosante (morbus Bechterew)
Ankylosis (joint stiffness)	Anquilosis
Anorexia	Anorexia
Ant sting	Picadura de hormiga
Anterior cruciate ligament rupture (ACL rupture)	Ruptura de ligamento cruzado anterior
Anthracosis	Antracosis
Anthrax	Carbunco (ántrax)
Anuria (passage of urine < 100 ml in 24 hours)	Anuria (menos de 100ml de orina en 24h)
Anxiety	Ansiedad
Aortic aneurysm	Aneurisma de aorta
Aortic dissection	Disección aórtica
Aortic valve stenosis	Estenosis de la válvula aórtica
Aortoiliac occlusive disease (Leriche's syndrome)	Síndrome de Leriche
Aphtha (mouth ulcer)	Afta (úlcera en la mucosa oral)
Aplasia	Aplasia
Aplastic anemia	Anemia aplásica
Apoplexy	Apoplejía (golpe apoplético)
Appetite	Apetito
Appetite changes	Cambios en el apetito
Aquaphobia	Acuafobia
Arrhythmia	Arritmia
Arrhytmogenic right ventricular dysplasia	Displasia arritmogénica ventricular derecha
Arsenic poisoning	Envenenamiento por arsénico
Arterial bleeding	Hemorragia arterial
Arterial embolism	Embolia arterial
Arteriosclerosis	Arteriosclerosis
Arthrogryposis	Artrogriposis
Arthropathy	Artropatía
Arthrosis (osteoarthritis, degenerative arthritis)	Artrosis
Asbestos poisoning	Envenenamiento por asbesto
Asbestosis	Asbestosis
Ascaridosis	Ascaridiasis
Ascites	Ascitis
Aspergilloma (mycetoma, fungus ball)	Aspergiloma (micetoma)
Aspergillosis	Aspergilosis
Asphyxia	Asfixia
Asthma	Asma
Astigmatism	Astigmatismo
Astrocytoma	Astrocitoma
Atherosclerosis	Ateroesclerosis
Athetosis	Atetosis
Athlete's foot (tinea pedis)	Tiña del pie (pie de atleta, tinea pedis)
Athlete's heart (cardiac hypertrophy)	Corazón de atleta (hipertrofia del corazón del deportista)
Atony (atonia)	Atonía
Atopic dermatitis	Dermatitis atópica
Atrial fibrillation	Fibrilación auricular
Atrial septal defect	Comunicación interauricular
Atrioventricular block (AV block)	Bloqueo auriculoventricular
Atrophy	Atrofia
Attention deficit disorder	Trastorno por déficit de atención
Atypical pneumonia	Neumonía atípica
Autism	Autismo
Autoimmune disease	Enfermedad autoinmune
Aviophobia (fear of flying)	Aerofobia (miedo a volar)
Avitaminosis	Avitaminosis
Baby colic	Cólico del recién nacido
Back pain (dorsalgia)	Dolor de espalda (dorsalgia)
Bacteremia	Bacteriemia (bacteremia)
Bacterial conjunctivitis	Conjuntivitis bacteriana
Bacterial endocarditis	Endocarditis bacteriana
Bacterial infection	Infección bacteriana
Bacterial pneumonia	Neumonía bacteriana
Bacterial vaginosis	Vaginosis bacteriana
Bacteriuria	Bacteriuria
Bad breath (halitosis)	Mal aliento (halitosis)
Balance disorder	Trastorno del equilibrio

Ball-shaped aneurysm of the brain artery	Aneurisma cerebral arterial sacular
Barotrauma	Barotraumatismo (barotrauma)
Bartonellosis	Bartonelosis
Basal cell carcinoma	Carcinoma de células basales (basilioma)
Base of skull fracture (basal skull fracture)	Fractura de la base del cráneo
Basedow Graves disease	Enfermedad de Graves Basedow
Basophilia	Basofilia
Bedsore (decubitus ulcer)	Úlcera de decúbito
Behavioral disorder	Trastorno del comportamiento
Behçet's disease	Síndrome de Behçet
Bell's palsy	Parálisis de Bell
Bell's phenomenon	Fenómeno de Bell
Benign positional vertigo	Vértigo posicional paroxístico benigno
Benign prostatic hyperthroph	Hiperplasia benigna de próstata
Benign tumor	Tumor benigno
Bile duct atresia	Atresia biliar
Biliary cirrhosis	Cirrosis biliar
Biliary colic	Cólico biliar
Biot's respiration	Respiración de Biot
Bipolar disorder (manic-depressive psychosis)	Trastorno bipolar (psicosis maníaco-depresiva)
Bird flu (influenza virus A subtype H5N1)	Gripe aviar H5N1
Birthmark (nevus)	Nevus (nevo)
Bite	Mordedura
Bite by rabies infected animal	Mordedura de un animal enfermo de rabia
Bite wound	Herida por mordedura
Black stool (melena)	Heces negras (melena)
Black widow bite	Mordedura de viuda negra
Bladder stone (urolithiasis)	Cálculo en el tracto urinario (urolitiasis)
Blast-syndrome	Síndrome por explosion
Blastoma	Blastoma
Blastomycosis	Blastomicosis
Bleeding (haemorrhage)	Desangramiento (hemorragia)
Bleeding into joint space (hemarthrosis)	Sangrado interno de las articulaciones (hemartrosis)
Bleeding into the fallopian tube (hematosalpinx)	Colección de sangre en la trompa de Falopio (hematosalpinx)
Blepharitis	Blefaritis
Blindness	Ceguera
Blister	Ampolla
Blister (corn)	Ampolla (callo)
Bloating and gases (flatulence)	Hinchazón y gases (flatulencia, ventosidad)
Blood clot (thrombus)	Coágulo sanguíneo (trombo)
Blood in cerebrospinal fluid	Sangre en el líquido cefalorraquídeo
Blood in sputum (hemoptysis)	Sangre en el esputo (hemoptisis)
Blood in stool (hematochezia)	Sangre en las heces (hematochezia)
Blood in urine (hematuria)	Sangre en la orina (hematuria)
Blood pressure fall	Caída de la presión arterial
Blood vessel diseases	Enfermedades de los vasos sanguíneos
Blount's disease	Enfermedad de Blount (tibia vara)
Bone bending (bone torsion)	Torsión del hueso
Bone tuberculosis	Tuberculosis ósea
Borderline personality disorder	Trastorno límite de la personalidad
Bornholm disease (epidemic myalgia)	Enfermedad de Bornholm (mialgia epidémica)
Borreliosis	Borreliosis
Botryoid sarcoma	Sarcoma botrioide
Botulism	Botulismo
Bouchard's nodes	Nudosidades de Bouchard
Bow legs (genu varum)	Genu varum
Bowen's disease (squamous cell carcinoma in situ)	Enfermedad de Bowen
Brachial syndrome	Síndrome braquial
Brain abscess	Absceso cerebral
Brain compression	Compresión cerebral
Brain concussion	Conmoción cerebral

Brain development anomaly	Malformación del desarrollo cerebral	Broken shoulder blade (scapula fracture)	Fractura de escápula
Brain laceration	Laceración cerebral	Broken thighbone	Fractura de fémur
Breast cancer	Cáncer de mama	(femur fracture)	
Breast carcinoma	Carcinoma de mama	Broken ulna (ulna	Fractura de cúbito
Breast pain (mastalgia)	Dolor en la mama (mastalgia)	fracture) Broken upper arm	Fractura del húmero
Breathing difficulty	Dificultad de respiración	(humerus fracture) Broken vertebral	Fractura de cuerpo
Breathing sound due to blockage in the airway (stridor)	Estridor	body (vertebral corpus fracture)	vertebral
Brenner tumour	Tumor de Brenner	Bronchial carcinoid	Carcinoide bronquial
Brill's disease	Enfermedad de Brill	Bronchial	Carcinoma bronquial
Brodie abscess	Absceso de Brodie	carcinoma	
Broken ankle (ankle fracture)	Fractura de tobillo	Bronchiectasis Bronchopleural	Bronquiectasia Fístula bronco-
Broken big toe (fractured hallux)	Fractura de los huesos del dedo gordo del pie	fistula Bronchopneumonia Bronchospasm	pleural Neumonía bronquial Broncoespasmo
Broken bone (bone fracture)	Fractura de hueso	Brown urine	Orina de color marrón
Broken collar bone (clavicle fracture)	Fractura de clavícula	Brucellosis Bruise (ecchymosis)	Brucelosis Moretón (equimosis)
Broken elbow (olecranon fracture)	Fractura de olécranon	Buerger's disease (thromboangiitis obliterans)	Enfermedad de Buerger (tromboangeítis
Broken fibula (fibula fracture)	Fractura del peroné	Bulging eyes	obliterante) Exoftalmos
Broken finger (finger fracture)	Fractura de falange del dedo	(exophthalmos) Bulimia	Bulimia
Broken foot (metatarsal fracture)	Fractura de metatarso	Bundle branch block Bunion	Bloqueo de rama Bunión (hallux
Broken forearm (fractured ulna and radius)	Fractura de radio y cúbito	Burn Burning sensation	valgus) Quemadura Sensación de ardor
Broken heel bone (calcaneus fracture)	Fractura del calcáneo	Burping (belching) Byssinosis (Monday fever)	Eructo Bisinosis (fiebre del lunes)
Broken knee cap (patellar fracture)	Fractura de la rótula	Cachexia Cadmium poisoning	Caquexia Envenenamiento por
Broken lower leg bones (fractured tibia and fibula)	Fractura de tibia y peroné	Calcification	cadmio Calcificación
Broken navicular bone (navicular fracture)	Fractura de escafoides (fractura navicular)	Callosity (thickening) Candidiasis (thrush)	Callosidad (callo) Candidiasis
Broken pelvis (pelvis fracture)	Fractura de pelvis	Capillary hemangioma	Hemangioma capilar (marca de fresa)
Broken rib (rib fracture)	Fractura de costilla	(infantile hemangioma,	
Broken shinbone (tibia fracture)	Fractura de tibia	strawberry hemangioma)	

Carbon monoxide poisoning	Intoxicación por monóxido de carbono
Carbuncle	Ántrax (carbunco)
Carcinoid	Carcinoide
Carcinoid syndrome	Síndrome carcinoide
Carcinoma	Carcinoma
Carcinosis	Carcinosis
Cardiac arrest (cardiopulmonary arrest)	Paro cardiaco (parada cardiorrespiratoria)
Cardiac arrhythmia	Arrítmia cardíaca
Cardiac asthma (paroxysmal nocturnal dyspnea)	Disnea paroxística nocturna
Cardiac decompensation	Descompensación cardíaca
Cardiogenic shock	Choque cardiogénico
Cardiomyopathy	Miocardiopatía
Cardiotoxicity	Cardiotoxicidad
Carpal tunnel syndrome	Síndrome del túnel carpiano
Cat bite	Mordedura de gato
Cat cry syndrome (5p minus syndrome, Lejeune's syndrome)	Síndrome del maullido del gato (síndrome de Lejeune)
Catalepsy	Catalepsia
Cataplexy	Cataplexia (cataplejía)
Cataract	Catarata
Catarrh	Catarro
Cavernous hemangioma	Hemangioma cavernoso
Cellulitis	Celulitis
Cephalocele	Cefalocele
Cercaria	Cercaria
Cerebral aneurysm	Aneurisma cerebral
Cerebral contusion	Contusión cerebral
Cerebral edema	Edema cerebral
Cerebral palsy	Parálisis cerebral
Cerebrovascular anomaly	Malformación arteriovenosa cerebral
Cervical cancer	Cáncer del cuello uterino (cáncer cervical)
Cervical carcinoma	Carcinoma del cuello uterino
Cervical dysplasia	Displasia del cuello uterino
Cervical erosion	Erosión cervical
Cervical polyp	Pólipo cervical
Cervical rib	Costilla cervical
Cervicobrachial syndrome	Síndrome cérvico-braquial
Cervicocephal syndrome	Síndrome cervical
Chagas disease (American trypanosomiasis)	Enfermedad de Chagas (tripanosomiasis americana)
Chalicosis	Calicosis
Chancre	Chancro
Chancroid (soft chancre)	Chancroide (chancro blando)
Changes in consciousness	Cambios en la conciencia
Changes in moles	Cambios en los lunares
Changes in mucous membrane	Cambios en la membrana mucosa
Changes in olfactory sensation	Cambios en la sensibilidad olfatoria
Changes in shape of bones	Cambios en la forma de los huesos
Changes in tactile sensation	Cambios en la sensibilidad táctil
Changes in taste sensation	Cambios en la sensación de sabores
Charcot-Marie-Tooth disease	Enfermedad de Charcot-Marie Tooth
Chemical conjunctivitis	Conjuntivitis química
Chemical injuries	Lesiones químicas
Chemical warfare poisoning	Intoxicación por armas químicas
Chest pain	Dolor torácico
Chicken-pox	Varicela
Chikungunya	Chikungunya
Chilblain (perniosis)	Sabañón
Childhood infectious diseases	Enfermedades infantiles contagiosas
Chlamydia infection	Infección por clamidia
Choking (suffocation)	Atragantamiento
Cholangiocellular carcinoma	Carcinoma de las vías biliares (colangiocarcinoma)
Cholera	Cólera
Chondroblastoma	Condroblastoma
Chondroma	Condroma

Chondromalacia patellae (runner's knee, patellofemoral pain syndrome)	Chondromalacia rotuliana (síndrome patelo-femoral)
Chondromyxoid fibroma	Fibroma condromixoide
Chondrosarcoma	Condrosarcoma
Choreoathetosis	Coreoatetosis
Choriocarcinoma	Coriocarcinoma
Chromoblastomycosis (chromomycosis, Pedroso's disease)	Cromomicosis (cromoblastomicosis)
Chronic cerebrospinal venous insufficiency	Insuficiencia venosa cerebro-espinal crónica
Chronic fatigue syndrome	Síndrome de fatiga crónica
Chronic lymphocytic leukemia	Leucemia linfocítica crónica
Chronic myeloid leukemia	Leucemia mieloide crónica
Chronic obstructive pulmonary disease	Enfermedad pulmonar obstructiva crónica
Chronic pain	Dolor crónico
Chronic paroxysmal hemicrania (Sjaastad syndrome)	Hemicránea crónica paroxismal
Chronic renal failure	Insuficiencia renal crónica
Chylothorax	Quilotórax
Claustrophobia (fear of closed space)	Claustrofobia (miedo a los espacios cerrados)
Cleft lip and palate	Labio leporino (fisura labial)
Clonorchiasis	Clonorquiasis (clonorquiosis)
Clostridium perfringens toxic infection	Tóxico-infección por Clostridium perfringens
Club foot (talipes equinovarus)	Pie equinovaro (talipes equinovarus, pie bot, pie retorcido)
Cluster headache	Cefalea en racimos
Coagulation factor deficiency	Deficiencia de factor de coagulación
Coarctation of the aorta	Coartación de la aorta
Coccidioidomycosis (San Joaquin Valley fever)	Coccidioidomicosis
Coccygodynia	Coccigodinia (dolor de coxis)
Coeliac disease (celiac disease)	Celiaquía (enfermedad celíaca)
Colic	Cólico
Collapse	Colapso
Colon diverticulum	Divertículo del colon
Colon polyp	Pólipo de colon
Colorado tick fever (mountain tick fever)	Fiebre del Colorado por garrapatas (fiebre de montaña americana por garrapatas)
Coma	Coma
Comminuted fracture	Fractura cominuta
Common cold	Resfriado común (resfrío)
Compartment syndrome	Síndrome compartimental
Confusion	Confusión
Congenital aneurysm of arteries at the base of the brain	Aneurisma congénito arterial de la base del cerebro
Congenital dysplasia of the hip (congenital hip dislocation)	Displasia congénita de la cadera (luxación congénita de cadera)
Congenital heart defect	Malformación cardiaca congénita
Congenital heart disease (congenital cardiopathy)	Cardiopatía congénita
Congenital pyloric stenosis	Estenosis congénita del píloro
Conjunctival foreign body	Conjuntivitis por cuerpo extraño
Constipation (obstipation)	Estreñimiento
Contact dermatitis	Dermatitis de contacto
Contracture	Contractura
Contusion	Contusión
Convulsions	Convulsiones
Coronary disease	Enfermedad coronaria
Cough	Tos
Cradle cap (infantile seborrhoeic dermatitis)	Dermatitis seborreica infantil

Cranial neuralgia	Neuralgia craneal
Crepitation	Crepitación
Creutzfeldt-Jakob disease (so called "mad cow disease")	Enfermedad de Creutzfeldt-Jakob
Crimean-Congo hemorrhagic fever	Fiebre hemorrágica de Crimea-Congo
Crohn's disease	Enfermedad de Crohn
Crotch itch (tinea cruris)	Tiña crural (tinea cruris)
Croup (acute obstructive laryngitis)	Crup (laringotraqueobronquitis)
Crush-syndrome	Síndrome de aplastamiento (síndrome de crush)
Crust (scab)	Costra
Cryptococcosis	Criptococcosis
Cryptogenic cirrhosis	Cirrosis criptogénica
Cryptorchidism	Criptorquidismo
Cushing's syndrome (hypercorticism)	Síndrome de Cushing (hipercortisolismo)
Cut wound	Herida por corte
Cutaneous leishmaniasis (Oriental sore)	Leishmaniasis cutánea (uta)
Cyanide poisoning	Envenenamiento por cianuro
Cyanosis	Cianosis
Cyst	Quiste
Cystadenocarcinoma	Cistadenocarcinoma
Cystadenofibroma	Cistadenofibroma
Cystadenoma	Cistadenoma
Cystic fibrosis	Fibrosis quística (mucoviscidosis)
Cysticercosis	Cisticercosis
Cystoma	Cistoma
Daltonism	Daltonismo
Dancer's foot (pes equinus)	Pie equino
Dancer's tendinitis (flexor hallucis tendinitis)	Tendinitis del flexor hallucis longus
Dandruff	Caspa
Day blindness (hemeralopia)	Falta de visión en luz brillante (hemeralopia)
Deafness	Sordera
Death	Muerte
Decompression sickness (diver's disease, caisson disease)	Síndrome de decompresión (enfermedad de los buzos, mal de presión)
Decreased body temperature (hypothermia)	Temperatura corporal baja (hipotermia)
Decreased production of urine (oliguria)	Disminución de producción de orina (oliguria)
Dehydration	Deshidratación
Delayed puberty	Retraso de la pubertad
Delirium	Delirio
Dementia	Demencia
Demineralization	Desmineralización
Dengue fever	Dengue
Dental caries	Caries
Dental plaque (dental tartar)	Placa dental
Depression	Depresión
DeQuervain syndrome	Síndrome de DeQuervain
Dermatitis herpetiformis (Duhring's disease)	Dermatitis herpetiforme (enfermedad de Duhring)
Dermatomycosis	Dermatomicosis
Dermatomyositis	Dermatomiositis
Dermoid cyst	Quiste dermoide
Development anomalies	Anomalías del desarrollo
Diabetes	Diabetes
Diabetes insipidus	Diabetes insípida
Diabetes mellitus	Diabetes mellitus (diabetes sacarina)
Diabetes mellitus type 1	Diabetes mellitus tipo 1
Diabetes mellitus type 2	Diabetes mellitus tipo 2
Diabetic coma	Coma diabético
Diabetic ketoacidosis	Cetoacidosis diabética
Diabetic nephropathy	Nefropatía diabética
Diabetic neuropathy	Neuropatía diabética
Diabetic retinopathy	Retinopatía diabética
Diaphragmatic hernia	Hernia diafragmática
Diaphyseal humeral fracture	Fractura diafisaria del húmero

Diaphyseal tightbone fracture	Fractura de la diáfisis del fémur
Diarrhea	Diarrea
Difficult defecation (tenesmus)	Dificultad para la defecación (tenesmo rectal)
Difficult urination (dysuria)	Dificultad al orinar (disuria)
Difficult swallowing (dysphagia)	Dificultad para tragar (disfagia)
Dilated cardiomyopathy	Miocardiopatía dilatada
Diphtheria	Difteria
Discarthrosis (degenerative disc disease)	Discartrosis
Discharge	Flujo (descarga, secreción)
Diseases of the aorta	Enfermedades de la aorta
Dislocated ankle joint	Luxación del tobillo
Dislocated fragments	Dislocación de los fragmentos
Dislocated shoulder	Luxación del hombro
Dislocation (luxation)	Luxación (lujación, dislocación)
Dislocation of a hip	Luxación de la cadera
Disorientation	Desorientación
Disseminated intravascular coagulation	Coagulación intravascular diseminada
Distal radial fracture	Fractura distal del radio
Diverticulitis	Diverticulitis
Diverticulosis	Enfermedad diverticular
Diverticulum	Divertículo
Dizziness (vertigo)	Vértigo
Dog bite	Mordedura de perro
Double vision (diplopia)	Visión doble (diplopía)
Down syndrome	Síndrome de Down
Dracunculiasis	Dracunculiasis
Drooling (ptyalism, sialorrhea, slobbering)	Sialorrea (ptialismo)
Drooping of the upper eyelid (blepharoptosis)	Despredimiento del párpado superior (blefaroptosis)
Drowning	Ahogamiento
Drug addiction	Adicción a las drogas (drogodependencia)
Drug allergy	Alergia al medicamento
Drug overdose	Sobredosis por droga
Dry cough	Tos seca (tos perruna)
Dry eyes (keratoconjuctivitis sicca)	Sequedad de los ojos (xeroftalmia)
Dry gangrene	Gangrena seca
Dry mouth (xerostomia)	Sequedad de la boca (xerostomía)
Duchenne muscular dystrophy	Distrofia muscular de Duchenne
Ductus arteriosus (ductus Botalli shunt)	Ductus arteriosus (conducto arterioso de Botal)
Dull pain	Dolor sordo
Dullness in limbs	Torpeza en las extremidades
Duodenal atresia	Atresia duodenal
Duodenal diverticulum	Divertículo duodenal
Duodenal ulcer	Úlcera duodenal
Dupuytren's contracture	Contractura de Dupuytren
Dust allergy	Alergia al polvo
Dwarfism (nanism)	Enanismo
Dyschondroplasia	Discondroplasia
Dysentery (flux)	Disentería
Dysgerminoma	Disgerminoma
Dyshidrosis	Eczema dishidrótico
Dyslexia	Dislexia
Dyspepsia (upset stomach)	Dispepsia (indigestión)
Dystonia	Distonía
Dystrophy	Distrofia
Ear bleeding	Hemorragia de oído (otorragia)
Ear pain (otalgia)	Dolor en oído (otalgia)
Early symptom (prodrome)	Síndrome prodrómico
Eating disorder	Trastorno alimentario
Ebola hemorrhagic fever	Fiebre hemorrágica viral de Ébola
Echinococcosis (hydatid disease)	Hidatidosis (equinococosis)
Echolalia	Ecolalia

Echopraxia (involuntary repetition of the observed movements of another person)	Ecopraxia (repetición de los movimientos de otra persona)
Ectopic pregnancy (extrauterine pregnancy)	Embarazo ectópico
Eczema	Eccema (eczema)
Edema	Edema (hidropesía)
Edwards syndrome (trisomy 18)	Síndrome de Edwards (trisomía del 18)
Eisenmenger's syndrome	Síndrome de Eisenmenger
Elbow arthrosis	Artrosis de codo
Elbow dislocation (luxation of the elbow)	Luxación del codo
Electric shock burn	Quemadura eléctrica
Electrical injuries (electric shock)	Lesiones por corriente eléctrica
Electromagnetic hypersensitivity	Hipersensibilidad electromagnética
Elephantiasis (lymphedema)	Elefantiasis
Elevated body temperature	Aumento en la temperatura corporal
Embolism	Embolia
Embryonal carcinoma	Carcinoma embrional
Emphysema	Enfisema
Empyema	Empiema
Encephalocele	Encefalocele
Encephalopathy	Encefalopatía
Enchondroma	Encondroma
Encopresis	Encopresis
Endocardial fibroelastosis	Fibroelastosis endocardial
Endometrial carcinoma	Carcinoma de endometrio
Endometrial hyperplasia	Hiperplasia endometrial
Endometrial polyp (uterine polyp)	Pólipo endometrial
Endometriosis	Endometriosis
Endotoxic shock	Choque endotoxico
Enlarged liver (hepatomegaly)	Aumento del tamaño del hígado (hepatomegalia)
Enlarged lymph nodes (lymphadenopathy)	Aumento de volumen de los ganglios linfáticos (linfadenopatía)
Enlarged pupils	Pupilas dilatadas
Enlarged tongue (macroglossia)	Lengua más grande de lo normal (macroglosia)
Enthesopathy	Entesopatía
Eosinophilia	Eosinofilia
Ependymoma	Ependimoma
Epicondylar elbow fracture	Fractura de epicóndilo humeral
Epidemic typhus (louse-borne typhus)	Tifus exantemático epidémico
Epidural bleeding	Hemorragia epidural
Epidural hematoma	Hematoma epidural
Epigastric pain	Dolor epigástrico
Epilepsy	Epilepsia
Epiphyseolysis capitis femoris	Epifisario de la cabeza femoral (epifisiolisis capitis femoris)
Epispadias	Epispadia
Epithelial carcinoma	Carcinoma epitelial
Erysipelas (Ignis sacer, St. Anthony's fire)	Erisipela
Erysipeloid	Erisipeloide
Erythromelalgia (acromelalgia)	Eritromelalgia
Erythroplakia (erythroplasia)	Eritroplasia
Erythroplasia of Queyrat	Eritroplasia de Queyrat
Esophageal atresia	Atresia esofágica
Esophageal stenosis	Estenosis esofágica
Esophageal varices	Varices esofágicas
Essential hypertension	Hipertensión esencial
Estrogen deficiency	Deficiencia de estrógenos
Ewing's sarcoma	Sarcoma de Ewing
Exanthem	Exantema
Exanthema subitum (roseola infantum, sixth disease)	Roséola (exantema súbito)
Exasperation	Exasperación
Excessive hunger (polyphagia)	Aumento anormal de la necesidad de comer (polifagia)
Excessive secretion of saliva (hypersalivation)	Excesiva producción de saliva (hipersalivación)
Excessive sweating (hyperhidrosis)	Excesiva producción de sudor (hiperhidrosis)

Exostosis	Exostosis
Expectoration of blood (hemoptysis)	Expectoración de sangre (hemoptisis)
Explosive wound	Lesión por explosión
Expulsion of undigested food from stomack to the mouth (regurgitation)	Regreso del contenido alimentario a través del esófago (regurgitación)
Extensor tendinitis (inflammation of the extensor tendons of the toes)	Tendinitis de los extensores de los dedos
External abdominal wall hernia	Hernia de la pared abdominal
External bleeding	Sangrado externo (hemorragia externa)
Extrajoint rheumatism	Reumatismo extraarticular
Facial spasm	Espasmo facial
Familial Mediterranean fever	Fiebre mediterránea familiar
Farmer's lung	Pulmón de granjero
Farsightedness (hyperopia)	Hipermetropía
Fat embolism	Embolismo graso
Fatigue (exhaustion, lethargy)	Cansancio (fatiga, letargo, astenia)
Fatty liver metamorphosis	Metamorfosis grasa del hígado
Favus	Tiña favosa (favus, tinea favosa)
Feather allergy	Alergia a las plumas
Febrile convulsions	Convulsiones febriles
Femoral neck fracture	Fractura de cuello del fémur
Fetal alcohol syndrome	Síndrome de alcoholismo fetal
Fever	Fiebre
Fibrinoid necrosis	Necrosis fibrinoide
Fibroadenoma	Fibroadenoma
Fibrocystic breast disease	Mastitis quística crónica (enfermedad fibroquística)
Fibroma	Fibroma
Fibromyalgia	Fibromialgia
Fibrosarcoma (fibroblastic sarcoma)	Fibrosarcoma
Fibrosis	Fibrosis
Fibrous dysplasia	Displasia fibrosa
Fibrous histiocytoma	Histiocitoma fibroso
Filariasis	Filariasis
Finger clubbing (digital clubbing)	Acropaquia (hipocratismo digital)
First menstrual cycle (menarche)	Primera menstruación (menarquia)
Fish poisoning	Intoxicación por pescado
Fistula	Fístula
Flaccid muscle (untoned muscle)	Músculo flácido
Flat foot (pes planus)	Pie plano (pes planus, arcos vencidos)
Floating kidney (nephroptosis, renal ptosis)	Riñón flotante (ptosis renal, nefroptosis)
Floppy infant syndrome	Síndrome de bebé flácido
Flu (influenza)	Gripe (gripa, influenza)
Foamy sputum	Esputo espumoso
Folliculitis	Foliculitis
Food allergy	Alergia a alimentos
Food aversion	Aversión por la comida
Food poisoning	Intoxicación alimentaria
Foot arthrosis	Artrosis del pie
Foot deformity	Deformidad del pie
Forearm tendinitis	Tendinitis en el antebrazo
Foreign body in ear	Cuerpo extraño en el oído
Foreign body in nose	Cuerpo extraño en la nariz
Fournier gangrene	Gangrena de Fournier
Fracture with displacement	Fractura-dislocación
Freiberg's disease	Enfermedad de Freiberg
Frequent urination	Micción frecuente
Frequent urination at night (nocturia)	Emisión excesiva de orina durante la noche (nicturia)
Frigidity	Frigidez
Frostbite	Congelamiento
Frozen shoulder (adhesive capsulitis of shoulder)	Capsulitis adhesiva del hombro
Fungal infection	Infección por hongos

Fungal osteomyelitis	Osteomielitis micótica
Fur allergy	Alergia al pelo de los animales
Furuncle (boil)	Forúnculo (furúnculo)
Gaining weight	Engorde (ganar peso)
Galactorrhea	Galactorrea
Gallbladder hydrops	Hidrops vesicular
Gallstone (cholelithiasis)	Cálculo biliar (litiasis biliar)
Gambling addiction (ludomania)	Adicción a jugar (ludopatía, ludomanía)
Gangrene	Gangrena
Gas gangrene	Gangrena gaseosa
Gas poisoning	Envenenamiento por gas
Gastric carcinoma	Carcinoma gástrico
Gastric ulcer	Úlcera gástrica
Gastroenteritis	Gastroenteritis
Generalized edema (anasarca)	Anasarca
Genital herpes	Herpes genital
Genital wart	Verruga genital (condiloma acuminata)
German measles (rubella)	Rubéola
Giant cell arteritis (temporal arteritis)	Arteritis de células gigantes (arteritis de la temporal)
Gigantism	Gigantismo
Gigantocellular tumor (osteoclastoma)	Tumor de células gigantes (osteoclastoma)
Glanders	Muermo
Glaucoma	Glaucoma
Glioblastoma	Glioblastoma
Glioma	Glioma
Gliosis	Gliosis
Glomerulonephritis	Glomerulonefritis
Glomus tumor (glomangioma)	Tumor glómico (glomangioma)
Glucose in urine (glycosuria)	Azúcar en orina (glucosuria)
Gluten intolerance	Intolerancia al gluten
Goiter	Bocio (coto)
Gonadoblastoma	Gonadoblastoma
Gonorrhea	Gonorrea (blenorragia, blenorrea)
Goodpasture's syndrome	Síndrome de Goodpasture
Gout (gouty arthritis)	Gota (enfermedad gotosa)
Granulocytosis	Granulocitosis
Granulomatous inflammation	Inflamación granulomatosa
Granulosa cell tumor	Tumor de células de la granulosa (tumor de teca-granulosa)
Green stool	Heces verdes
Greenstick fracture	Fractura en rama verde
Groin pain syndrome	Síndrome de dolor inguinal
Guillain-Barré syndrome	Síndrome de Guillain-Barré
Gunshot wound	Herida de bala
Gymnastics lower back pain	Espalda del gimnasta
Gynecomastia	Ginecomastia
Haglund's disease	Enfermedad de Haglund (deformidad de Haglund)
Hallucination	Alucinación
Hand and finger joints dislocation	Luxaciones de la mano y los dedos
Hand arthrosis	Artrosis de mano
Hand fibrositis	Fibrositis de la mano
Hand tremor	Temblor en las manos
Hand-arm vibration syndrome (vibration white finger)	Vibraciones mano brazo (dedo blanco inducido por vibraciones)
Hard of hearing	Corto de oído (parcialmente sordo)
Hashimoto's disease	Tiroiditis de Hashimoto
Head and brain injuries	Lesiones de la cabeza y del cerebro
Headache	Dolor de cabeza
Hearing disorder	Trastorno de la audición
Hearing loss	Pérdida de la capacidad auditiva
Heart attack (myocardial infarction)	Infarto de miocardio
Heart disease (cardiopathy)	Enfermedad del corazón (cardiopatía)
Heart murmur	Soplo del corazón

Heart valve diseases	Enfermedades de las válvulas del corazón
Heartburn	Ardor de estómago (acidez, pirosis)
Heavy metal poisoning	Envenenamiento por metales pesados
Heberden's nodes	Nódulos de Heberden
Heel spur (calcaneal spur)	Espuela de talón (espuela calcánea)
Hemangioendothelioma	Hemangioendotelioma
Hemangioma	Hemangioma
Hematoma	Hematoma
Hemivertebrae	Hemivértebra
Hemochromatosis	Hemocromatosis
Hemoglobin in urine (hemoglobinuria)	Hemoglobina en orina (hemoglobinuria)
Hemolytic anemia	Anemia hemolítica
Hemophilia	Hemofilia
Hemophiliac arthropathy	Artropatía hemofilíca
Hemopneumothorax	Hemoneumotórax
Hemorrhagic brain infarction	Infarto cerebral hemorrágico
Hemorrhagic fever with renal syndrome (Korean hemorrhagic fever)	Fiebre hemorrágica con síndrome renal (fiebre hemorrágica coreana)
Hemorrhoids	Hemorroides
Hemosiderosis	Hemosiderosis
Hemothorax	Hemotórax
Hepatic echinococcosis	Hidatidosis hepática
Hepatic tuberculosis	Tuberculosis hepática
Hepatitis A	Hepatitis A
Hepatitis B	Hepatitis B
Hepatitis C	Hepatitis C
Hepatitis D	Hepatitis D
Hepatitis E	Hepatitis E
Hepatocellular adenoma	Adenoma hepático (adenoma hepatocelular)
Hepatocellular carcinoma	Carcinoma hepatocelular
Hepatorenal syndrome	Síndrome hepatorrenal
Hereditary ataxia	Ataxia de Friidreich (ataxia hereditaria)
Hereditary multiple exostoses	Exostosis múltiple hereditaria
Hermaphroditism	Hermafroditismo
Hernia	Hernia
Hernia sack	Saco de hernia (saco herniario)
Herpangina (mouth blisters)	Herpangina
Herpes simplex	Herpes simple
Herpes zoster	Herpes zóster (herpes zona)
Hiatus hernia	Hernia de hiato
Hiccup	Hipo
High arches (pes cavus)	Pie cavo (pes cavus)
High blood cholesterol (hypercholesterolemia)	Colesterol elevado de la sangre (hipercolesterolemia)
High blood pressure (hypertension)	Incremento de la presión sanguínea (hipertensión)
High blood sugar (hyperglicemia)	Cantidad excesiva de glucosa en la sangre (hiperglucemia, hiperglicemia)
Hip arthrosis	Artrosis de cadera (coxartrosis)
Hirschsprung's disease (congenital aganglionic megacolon)	Enfermedad de Hirschsprung (megacolon agangliónico)
Hirsutism	Hirsutismo
Histoplasmosis (Darling's disease)	Histoplasmosis
Hives (urticaria)	Urticaria
Hoarseness	Ronquera
Hodgkin's disease	Enfermedad de Hodgkin
Hoffa's disease	Enfermedad de Hoffa
Horseshoe kidney (renal fusion)	Riñón de herradura (fusión en los riñones)
Hot flushes	Sofocos
Human bite	Mordedura humana
Human papilloma virus (HPV) infection	Infeccion por el virus del papilom humano (VPH)
Humeral neck fracture	Fractura de cuello del húmero
Hunchback	Joroba
Hunger	Hambre
Huntington's chorea (Huntington's disease)	Enfermedad de Huntington (corea de Huntington)

English	Spanish
Hyaline membrane disease (infant respiratory distress syndrome)	Enfermedad de la membrana hialina (síndrome de distrés respiratorio)
Hydremia	Hidremia
Hydrocele	Hidrocele
Hydrocephalus	Hidrocefalia
Hydronephrosis	Hidronefrosis
Hydrops	Hidrops
Hydrothorax	Hidrotórax
Hygroma	Higroma
Hyperactivity	Hiperactividad
Hypercalcemia	Hipercalcemia
Hyperinsulinism	Hiperinsulinismo
Hyperkalemia	Hiperpotasemia (hipercalemia)
Hyperparathyroidism	Hiperparatiroidismo
Hyperpituitarism	Hiperpituitarismo
Hyperthermia	Hipertermia
Hyperthropic osteoarthropaty (Pierre Marie-Bamberger syndrome)	Osteoartropatía hipertrófica (enfermedad de Bamberger-Marie)
Hyperthyroidism	Hipertiroidismo
Hypertrophic cardiomyopathy	Miocardiopatía hipertrófica
Hypertrophic pyloric stenosis	Estenosis pilórica hipertrófica
Hypertrophy	Hipertrofia
Hyperuricemia	Hiperuricemia
Hyperventilation	Hiperventilación
Hypervitaminosis	Hipervitaminosis
Hypervolemia (increased level of fluid in the blood)	Hipervolemia (aumento del volumen de sangre en la circulación)
Hyphema	Hipema
Hypoalbuminemia	Hipoalbuminemia

English	Spanish
Hypocalcemia	Hipocalcemia
Hypochondria	Hipocondría
Hypochromic anemia	Anemia hipocrómica
Hypoglycemia	Hipoglicemia
Hypoinsulinism	Hipoinsulinismo
Hypokalemia	Hipocaliemia
Hypoparathyroidism	Hipoparatiroidismo
Hypopituitarism	Hipopituitarismo
Hypospadias	Hipospadias
Hypotension and syncope	Hipotensión y síncope
Hypothermia	Hipotermia
Hypothyroidism	Hipotiroidismo
Hypotonia	Hipotonía
Hypovolemic shock	Choque hipovolémico
Hypoxia	Hipoxia
Hysteria	Histeria
Idiopathic pulmonary fibrosis	Fibrosis pulmonar idiopática
Ileus	Íleo
Iliotibial band friction syndrome	Síndrome de fricción de la banda iliotibial
Imbecility	Imbecilidad
Immunodeficiency	Inmunodeficiencia
Impacted cerumen	Tapón de cerumen
Impetigo	Impétigo
Impotency	Impotencia
Inability to urinate	Incapacidad para orinar
Incomplete fracture	Fractura incompleta
Incontinence	Incontinencia
Increased distance between two organs or parts of the body (hypertelorism)	Aumento de la separación de los organos (hipertelorismo)
Increased hair loss	Aumento de la caída del cabello
Increased hairiness (hypertrichosis)	Exceso de cabello (hipertricosis)
Increased sensitivity to stimuli of the senses (hyperesthesia)	Sensación exagerada de los estímulos táctiles (hiperestesia)
Increased thirst senasation (polydipsia)	Aumento anormal de la sed (polidipsia)
Indigestion	Indigestión
Infarct	Infarto
Infected mosquito bite	Picadura de mosquito infectado
Infected tick bite	Picadura de garrapata infectada
Infection	Infección
Infection of the bone or bone marrow (osteomyelitis)	Infección del hueso o médula ósea (osteomielitis)
Infectious arthritis (septic arthritis)	Artritis infecciosa (artritis séptica)
Infectious erythema (fifth disease)	Eritema infeccioso (quinta enfermedad)

Infectious mononucleosis (Pfeiffer's disease, kissing disease, glandular fever)	Mononucleosis infecciosa (fiebre glandular, enfermedad de Pfeiffer)
Infertility (sterility)	Infertilidad
Infestation with head lice (pediculosis)	Infestación por piojos (pediculosis)
Infestation with intestinal parasitic warms (helminthiasis)	Infestación de gusanos (helmintiasis)
Infestation with pubic lice (phthiriasis)	Infestación por ladilla (ftiriasis)
Inflammation	Inflamación
Inflammation of the appendix (appendicitis)	Inflamación del apéndice (apendicitis)
Inflammation of the arterial walls (arteritis)	Inflamación de las arterias (arteritis)
Inflammation of the brain (encephalitis)	Inflamación del encéfalo (encefalitis)
Inflammation of the breast (mastitis)	Inflamación del seno (mastitis)
Inflammation of the bronchi (bronchitis)	Inflamación de los bronquios (bronquitis)
Inflammation of the bronchioles (bronchiolitis)	Inflamación de los bronquiolos (bronquiolitis)
Inflammation of the conjunctiva (conjunctivitis)	Inflamación de la conjuntiva (conjuntivitis)
Inflammation of the cornea (keratitis)	Inflamación de la córnea (queratitis)
Inflammation of the cornea and conjunctiva (keratoconjunctivitis)	Inflamación de la córnea y de la conjuntiva (queratoconjuntivitis)
Inflammation of the endocardium (endocarditis)	Inflamación del endocardio (endocarditis)
Inflammation of the endometrium (endometritis)	Inflamación del endometrio (endometritis)
Inflammation of the entheses (enthesitis)	Inflamación de la zona de inserción de un músculo (entesitis)
Inflammation of the epididymis (epididymitis)	Inflamación del epidídimo (epididimitis)
Inflammation of the epiglottis (epiglottitis)	Inflamación de la epiglotis (epiglotitis)
Inflammation of the fascia (fasciitis)	Inflamación de la fascia (fascitis)
Inflammation of the gall bladder (cholecystitis)	Inflamación de la vesícula biliar (colecistitis)
Inflammation of the glans penis (balanitis)	Inflamación del glande del pene (balanitis)
Inflammation of the gums (gingivitis)	Inflamación de las encías (gingivitis)
Inflammation of the heart muscle (myocarditis)	Inflamación del miocardio (miocarditis)
Inflammation of the inner ear (labyrinthitis)	Inflamación del laberinto del oído interno (laberintitis)
Inflammation of the joint (arthritis)	Inflamación de una articulación (artritis)
Inflammation of the kidney (nephritis)	Inflamación del riñón (nefritis)
Inflammation of the larynx (laryngitis)	Inflamación de la laringe (laringitis)
Inflammation of the liver (hepatitis)	Inflamación del hígado (hepatitis)
Inflammation of the lung (pneumonia)	Inflamación de los pulmones (neumonía, pulmonía, neumonitis)
Inflammation of the lymph node (lymphadenitis)	Inflamación de los ganglios linfáticos (linfadenitis)
Inflammation of the meninges (meningitis)	Inflamación de las meninges (meningitis)
Inflammation of the middle layer of the eye (uveitis)	Inflamación de la lámina intermedia del ojo (uveítis)
Inflammation of the mouth mucous lining (stomatitis)	Inflamación de la mucosa bucal (estomatitis)
Inflammation of the muscles (myositis)	Inflamación del músculo esquelético (miositis)
Inflammation of the nerve (neuritis)	Inflamación del nervio (neuritis)
Inflammation of the pancreas (pancreatitis)	Inflamación del páncreas (pancreatitis)
Inflammation of the parametrium (parametritis)	Inflamación del parametrio (parametritis)

Inflammation of the paranasal sinuses (sinusitis)	Inflamación de los senos paranasales (sinusitis)
Inflammation of the pericardium (pericarditis)	Inflamación del pericardio (pericarditis)
Inflammation of the peritoneum (peritonitis)	Inflamación del peritoneo (peritonitis)
Inflammation of the pleura (pleuritis)	Inflamación de la pleura (pleuritis, pleuresía)
Inflammation of the prostate gland (prostatitis)	Inflamación de la próstata (prostatitis)
Inflammation of the retina (retinitis)	Inflamación de la retina (retinitis)
Inflammation of the salivary gland (sialadenitis)	Inflamación de las glándulas salivales (sialadenitis)
Inflammation of the skin (dermatitis)	Inflamación de la piel (dermatitis)
Inflammation of the stomach lining (gastritis)	Inflamación de la mucosa gástrica (gastritis)
Inflammation of the synovial fluid sac (bursitis)	Inflamación de la bursa (bursitis)
Inflammation of the synovial membrane (synovitis)	Inflamación de la membrana sinovial (sinovitis)
Inflammation of the synovium and tendon (tenosynovitis)	Inflamación de un tendón y de su vaina (tenosinovitis)
Inflammation of the tendon (tendinitis, tendonitis)	Inflamación de un tendón (tendinitis)
Inflammation of the testes (orchitis)	Inflamación del testículo (orquitis)
Inflammation of the thymus (thymitis)	Inflamación del timo (timitis)
Inflammation of the thyroid gland (thyroiditis)	Inflamación de la glándula tiroides (tiroiditis)
Inflammation of the tonsils (tonsillitis)	Inflamación de las amígdalas palatinas (amigdalitis)
Inflammation of the urethra (urethritis)	Inflamación de la uretra (uretritis)
Inflammation of the urinary bladder (cystitis)	Inflamación de la vejiga urinaria (cistitis)
Inflammation of the vagina (vaginitis)	Inflamación de la vagina (vaginitis)
Inflammation of the vein (phlebitis)	Inflamación de las venas (flebitis)
Inflammation of the vulva (vulvitis)	Inflamación de la vulva (vulvitis)
Inflammation of the windpipe (tracheitis)	Inflamación de la tráquea (traqueitis)
Ingrown nail (onychocryptosis, unguis incarnatus)	Uña encarnada (onicocriptosis)
Inguinal hernia	Hernia inguinal
Insecticide poisoning	Envenenamiento por insecticidas
Insomnia	Insomnio
Intermittent claudication	Claudicación intermitente
Internal bleeding	Sangrado interno (hemorragia interna)
Interstitial lung disease	Enfermedad pulmonar intersticial
Interstitial nephritis	Nefritis intersticial
Intestinal atresia	Atresia intestinal
Intestinal tuberculosis	Tuberculosis intestinal
Intracerebral hematoma	Hematoma intracerebral
Intracerebral hemorrhage	Hemorragia intracerebral
Intracranial hypertension	Hipertensión intracraneal
Inverted nipple	Pezón invertido
Involuntary swearing (coprolalia)	Expresión vocal involuntaria de obscenidades (coprolalia)
Ionising irradiation	Exposición a las radiaciones ionizantes
Iridodialysis (coredialysis)	Iridodiálisis
Iritis	Iritis
Iron deficiency anemia (sideropenic anemia)	Anemia ferropénica
Iron poisoning	Intoxicación por hierro
Irritable bowel syndrome (spastic colon)	Síndrome de intestino irritable (colon irritable, colon espástico)
Irritant contact dermatitis	Dermatitis irritante de contacto

Irritated knee (jumper's knee, patellar tendinopathy)	Rodilla de saltador (tendinopatía rotuliana)
Ischemia	Isquemia
Ischemic heart disease	Isquemia miocárdica (angina de pecho)
Ischemic limbs	Isquemia de miembros
Ischemic ulceration	Úlcera isquémica
Isosporiasis	Isosporiasis
Itching	Prurito (picazón, comezón, rasquiña)
Jaundice (icterus)	Ictericia
Jellyfish sting burn	Quemadura de medusa
Joint contracture	Contractura articular
Joint distortion	Distorsión articular
Joint pain (arthralgia)	Dolor en articulación (artralgia)
Joint stiffness	Rigidez de las articulaciones
Juvenile osteochondrosis	Osteocondrosis juvenil
Juvenile rheumatoid arthritis	Artritis juvenil
Kala-azar (black fever)	Kala azar (fiebre negra)
Kaposi's sarcoma	Sarcoma de Kaposi
Kawasaki disease	Enfermedad de Kawasaki
Keloid	Queloide
Keratosis	Keratosis
Kernicterus	Kernicterus (encefalopatía neonatal bilirrubínica)
Kidney failure (renal insufficiency)	Fallo renal (insuficiencia renal)
Kidney stone (nephrolithiasis)	Piedra en el riñon (cálculo renal, litiasis renal)
Kidney transplatation	Transplante de riñón
Kienböck's disease	Enfermedad de Kienböck
Kleptomania	Cleptomanía
Knee arthrosis	Artrosis de rodilla (gonartrosis)
Knee dislocation (luxation of the knee)	Luxación de la rodilla
Knock knees (genu valgum)	Genu valgo
Knot (lump)	Nudo
Köhler disease	Enfermedad de Köhler
Koplik's spots	Manchas de Koplik
Kuru	Kuru (muerte de la risa)
Kussmaul breathing	Respiración de Kussmaul
Kyphoscoliosis	Cifoescoliosis
Kyphosis	Cifosis
Laceration (tear)	Laceración
Lack of coordination of muscle movements (ataxia)	Descoordinación en el movimientos musculares (ataxia)
Lactose intolerance	Intolerancia a la lactosa
Lambliasis (giardiasis)	Giardiasis (lambliasis)
Laryngospasm	Laringoespasmo
Lassa fever	Fiebre de Lassa
Lazy eye (amblyopia)	Ojo vago (ambliopía)
Lead poisoning	Envenenamiento por plomo
Leakage of cerebrospinal fluid through the ear	Salida de líquido cerebroespinal por el oído (otoliquorrea)
Leakage of cerebrospinal fluid through the nose	Salida de líquido cerebroespinal por la nariz (rinoliquorrea)
Learning disability	Dificultad del aprendizaje
Leg varicose veins	Venas varicosas de las piernas
Legg-Calvé-Perthes disease	Síndrome de Legg-Calvé-Perthes
Leiomyoma	Leiomioma
Leiomyosarcoma	Leiomiosarcoma
Leishmaniasis	Leishmaniasis
Leprosy	Lepra
Leptospirosis	Leptospirosis
Leukemia	Leucemia
Leukocytosis	Leucocitosis
Leukodystrophy	Leucodistrofia
Leukoplakia	Leucoplaquia
Leukorrhea	Leucorrea
Lichen planus	Liquen plano
Ligament rupture (torn ligament)	Ruptura de ligamento
Ligament sprain	Desgarro de ligamento

Limited joint mobility	Rango de movimiento articular limitado
Limping	Cojera
Lipodystrophy	Lipodistrofia
Lipoma	Lipoma
Liposarcoma	Liposarcoma
Listeriosis	Listeriosis
Lithium poisoning	Intoxicación por litio
Little league elbow syndrome (LLE syndrome)	Síndrome del túnel cubital
Liver abscess	Absceso hepático
Liver cirrhosis	Cirrosis hepática
Liver insufficiency	Fallo hepático (insuficiencia hepática)
Long-lasting painful erection (priapism)	Erección sostenida y dolorosa (priapismo)
Lordosis	Lordosis
Loss of appetite	Pérdida del apetito
Loss of half of a field of vision (hemianopsia)	Pérdida de la mitad del campo visual (hemianopsia)
Loss of language ability (aphasia)	Pérdida de capacidad de producir lenguaje (afasia)
Loss of olfaction (anosmia)	Pérdida del sentido del olfato (anosmia)
Loss of strenght (asthenia)	Pérdida de fuerza muscular (astenia)
Loss of the sense of taste (ageusia)	Pérdida del sentido del gusto (ageusia)
Loss of the sense of touch	Pérdida del sentido del tacto
Low back pain (lumbago, lumbosacral syndrome)	Dolor de espalda baja (lumbalgia)
Low blood pressure (hypotension)	Presión sanguínea baja (hipotensión)
Low semen volume (oligospermia)	Bajo volumen de semen (oligospermia)
Luetic osteomyelitis	Osteomielitis luética
Lung abscess	Absceso pulmonar
Lupus erythematosus	Lupus eritematoso sistémico
Luxating patella (trick knee, floating patella)	Luxación de la rótula
Lyme disease (lyme borreliosis)	Enfermedad de Lyme (borreliosis de Lyme)
Lymphangioma	Linfangioma
Lymphangiosarcoma	Linfangiosarcoma
Lymphatic leukemia	Leucemia linfática
Lymphedema	Linfedema
Lymphocytic choriomeningitis	Coriomeningitis linfocítica
Lymphoma	Linfoma
Macular degeneration	Degeneración macular
Madelung's deformity	Deformidad de Madelung
Malabsorption	Malabsorción
Malaria	Malaria (paludismo)
Malignant hypertension	Hipertensión maligna
Malignant mixed tumor	Tumor mixto maligno
Malignant tumor (cancer)	Tumor maligno (cáncer)
Mandibular dislocation	Dislocación de la mandíbula
Mania	Manía
Marburg hemorrhagic fever	Fiebre hemorrágica de Marburgo
Marfan syndrome	Síndrome de Marfan
Mastopathy	Mastopatía
McCune-Albright syndrome	Síndrome de McCune-Albright
Measles	Sarampión
Mechanic icterus (bile duct obstruction)	Ictericia obstructiva
Mechanical injuries	Lesiones mecánicas
Medication overdose	Sobredosis de medicamentos
Medullary carcinoma	Carcinoma medular
Medulloblastoma	Meduloblastoma
Megacolon	Megacolon
Megaloblastic anemia	Anemia megaloblástica
Melanoma	Melanoma
Melasma (chloasma faciei)	Melasma (cloasma)
Melioidosis (Whitmore disease)	Melioidosis
Memory loss	Pérdida de la memoria
Meniere's disease	Enfermedad de Menière
Meningioma	Meningioma
Meningocele	Meningocele
Meningoencephalocele	Meningoencefalocele

Meningomyelocele	Mielomeningocele
Meniscal disease	Meniscopatía
Meniscus rupture (meniscus tear)	Ruptura de menisco
Menopause	Menopausia
Menstrual disorder	Trastorno menstrual
Mental retardation	Retraso mental
Mercury poisoning	Envenenamiento por mercurio
Mesothelioma	Mesotélioma
Metabolic acidosis	Acidosis metabólica
Metal fume fever	Fiebre de los vapores metálicos
Metastasis	Metástasis
Metatarsalgia (Morton's neuroma)	Metatarsalgia
Meteoropathy	Meteoropatía
Methanol poisoning	Intoxicación por metanol
Migraine	Migraña (jaqueca)
Milia (milk spots)	Milium (milia)
Miliaria rubra (sweat rash)	Miliaria rubra (sarpullido por el calor)
Mitral stenosis	Estenosis mitral
Mixed tumor	Tumor mixto
Molluscum contagiosum	Molusco contagioso
Monocytic leukemia	Leucemia monocítica
Mood swing	Oscilaciones del humor
Morquio's syndrome (mucopolysaccharidosis IV)	Enfermedad de Morquio (mucopolisacaridosis tipo IV)
Motor neurone disease	Enfermedad de la motoneurona
Movement ability	Capacidad de movimiento
Movement disorder	Trastorno de movimiento
Movement inability	Incapacidad de movimiento
MRSA	SARM
Mucocele	Mucocele
Mucopolysaccharidosis	Mucopolisacaridosis
Mucus in stool	Moco en las heces
Multiple sclerosis	Esclerosis múltiple
Multiple system atrophy	Atrofia multisistémica
Mumps (epidemic parotitis)	Paperas (parotiditis)
Murine typhus (endemic typhus)	Tifus endémico murino
Muscle pain (myalgia)	Dolor muscular (mialgia)
Muscle rupture	Ruptura muscular
Muscle strain (muscle pull)	Desgarro muscular
Muscle twitch (fasciculation)	Crispar del músculo (fasciculación)
Muscular contracture	Contractura muscular
Muscular cramp (spasm)	Espasmo muscular (calambre)
Muscular dystrophy	Distrofia muscular
Muscular fibrositis	Fibrositis (reumatismo muscular)
Muscular hypotonia	Hipotonía muscular
Mushroom poisoning	Envenenamiento por setas
Myasthenia gravis	Miastenia gravis
Mycetoma	Micetoma
Mycosis	Micosis
Myelodysplastic syndrome	Síndrome mielodisplásico (preleucemia)
Myeloid leukemia	Leucemia mieloide
Myoblastoma	Mioblastoma
Myoclonic twitches (myoclonus)	Mioclono
Myogelosis	Miogelosis
Myoma	Mioma
Myosarcoma	Miosarcoma
Myositis ossificans	Miositis osificante
Myositis ossificans progressiva	Miositis osificante progresiva
Myxedema	Mixedema
Myxoma	Mixoma
Myxosarcoma	Mixosarcoma
Nail biting (onychophagia)	Comerse las uñas (onicofagia)
Narcolepsy	Narcolepsia (síndrome de Gelineau, epilepsia del sueño)
Nasal congestion (stuffy nose)	Congestión nasal
Nasal polyp	Pólipo nasal
Nasal secretion (mucus)	Moco (mucus) nasal
Nasal septum deviation	Desviación del tabique nasal
Natural death	Muerte natural
Nausea	Náusea
Neck myalgia	Mialgia cervical

Neck varicose veins	Varices del cuello
Necrosis	Necrosis
Necrotizing fasciitis	Fascitis necrotizante
Neonatal jaundice	Ictericia del recién nacido
Nephrosis	Nefrosis
Nephrotic syndrome	Síndrome nefrótico
Nerve compression (pinched nerve)	Compresión del nérvio
Nerve lesion	Lesión de nervio
Neuralgia	Neuralgia
Neurasthenia	Neurastenia
Neurinoma	Neurinoma
Neuroblastoma	Neuroblastoma
Neuroborreliosis	Neuroborreliosis
Neurofibromatosis type 1 (Von Recklinghausen's disease)	Neurofibromatosis de tipo 1 (enfermedad de Von Recklinghausen)
Neurogenic shock	Choque neurogénico
Neuroma	Neuroma
Neuropathy	Neuropatía
Neurosis	Neurosis
Night blindness (nyctalopia)	Ceguera nocturna (nictalopia)
Night sweats	Sudor nocturno
Nocturnal leg cramps	Calambres nocturnos en las piernas
Nodular goiter	Bocio nodular
Non-Hodgkin's lymphoma	Linfoma no-Hodgkin
Non-ionising irradiation	Irradiación no-ionizante
Nonpassage of urine	Supresión de la secreción de orina
Nose bleeding (epistaxis)	Pérdida de sangre por la nariz (epistaxis)
Nuchal rigidity (stiff neck)	Rigidez de nuca (cuello rígido)
Numbness in limbs	Adormecimiento de las extremidades
Nummular dermatitis	Dermatitis numular
Nystagmus	Nistagmo
Obesity	Obesidad
Oblique fracture	Fractura obliqua
Obstructive lesion of the small intestine	Lesión obstructiva del intestino delgado
Obstructive shock	Choque obstructivo
Occipital neuralgia (Arnold's neuralgia)	Síndrome occipital (neuralgia occipital)
Occupational disease	Enfermedad profesional
Oligodendroglioma	Oligodendroglioma
Oligomenorrhea	Oligomenorrea
Onchocerciasis (river blindness)	Oncocercosis
Open fracture (compound fracture)	Fractura abierta
Optic nerve edema	Edema del nervio óptico
Orbital cellulitis	Celulitis orbital
Oroya fever (Carrion's disease)	Fiebre de la Oroya (enfermedad de Carrión, verruga peruana)
Osgood-Schlatter disease (rugby knee)	Enfermedad de Osgood-Schlatter
Osteitis fibrosa cystica	Ostéitis fibrosa quística
Osteochondroma	Osteocondroma
Osteogenesis imperfecta (brittle bone disease)	Osteogénesis imperfecta (huesos de cristal)
Osteoma	Osteoma
Osteomalacia	Osteomalacia
Osteopetrosis (marble bone disease)	Osteopetrosis (enfermedad de los huesos de marmol)
Osteoporosis	Osteoporosis
Osteosarcoma	Osteosarcoma
Osteosclerosis	Osteosclerosis
Ovarian cyst	Quiste ovárico
Ovulation pain (mittelschmerz)	Ovulación dolorosa
Paget's disease	Enfermedad de Paget
Pain	Dolor
Pain syndrome	Síndrome doloroso
Painful menstruation (dysmenorrhea)	Menstruación dolorosa (dismenorrea)
Painful sexual intercourse (dyspareunia)	Relación sexual dolorosa (coitalgia, dispareunia)
Painful swallowing (odynophagia)	Dolor al tragar (odinofagia)
Painful urination (strangury)	Micción dolorosa (angurria)
Paleness (pallor)	Palidez
Palpitation	Palpitación
Pancreatic cyst	Quiste de páncreas

Pancreatic lipomatosis	Lipomatosis pancreática (reemplazo graso del páncreas)
Panic attack	Ataque de pánico
Panner's disease	Enfermedad de Panner
Papillary carcinoma	Carcinoma papilar
Papilloma	Papiloma
Pappataci fever (phlebotomus fever, sandfly fever)	Fiebre pappataci
Paracetamol poisoning	Intoxicación por paracetamol
Paracoccidioidomycosis (Brazilian blastomycosis)	Paracoccidioidomicosis
Paragonimiasis	Paragonimosis (paragonimiasis)
Paralysis	Parálisis
Paralysis of all limbs and torso (quadriplegia, tetraplegia)	Parálisis en brazos y piernas (tetraplejía, cuadriplejia)
Paralysis of lower extremities (paraplegia)	Parálisis de la parte inferior del cuerpo (paraplejía)
Paralysis of one half of a body (hemiplegia)	Parálisis de una mitad lateral de cuerpo (hemiplejía)
Paralysis of symmetrical parts of the body (diplegia)	Parálisis de partes simétricas del cuerpo (diplejía)
Paranoia	Paranoia
Parasitic disease (parasitosis)	Enfermedad parasitaria (parasitosis)
Paratyphoid fever	Fiebre paratifoidea
Paresis	Paresis
Parkinson's disease	Enfermedad de Parkinson
Paronychia	Paroniquia
Partial dislocation (subluxation)	Desplazamiento de una articulación (subluxación)
Passage of large volumes of urine (polyuria)	Gasto urinario excesivo (poliuria)
Passing gas (flatulence, farting)	Tener gases (flatulencia)
Patau syndrome (trisomy 13)	Síndrome de Patau (trisomía en el par 13)
Patent ductus arteriosus (persistent ductus arteriosus)	Ductus arterioso persistente (conducto arterioso persistente)
Pectus excavatum	Pecho hundido (pectus excavatum)
Pellegrini-Stieda disease	Enfermedad de Pellegrini-Stieda
Pelvic inflammatory disease	Enfermedad pélvica inflamatoria
Pemphigus	Pénfigo
Perforated eardrum (tympanorrhexis)	Perforación del tímpano
Perforated ulcer	Úlcera perforada
Perianal abscess	Absceso perianal
Pericardial carcinosis	Carcinosis pericárdica
Pericardial effusion (hydropericard)	Derrame pericárdico
Pericardial tamponade (cardiac tamponade)	Tamponamiento cardíaco (tamponamiento pericárdiaco)
Perinephric abscess	Absceso perinéfrico
Periodic breathing (Cheyne-Stokes respiration)	Respiración periódica (respiración de Cheynes-Stokes)
Periodontitis	Periodontitis (piorrea)
Peripheral nerve lesion	Lesión de nervio periférico
Peritoneal carcinosis	Carcinosis peritoneal
Pernicious anemia	Anemia perniciosa
Personality changes	Cambios de personalidad
Personality disorder	Trastorno de personalidad
Pes calcaneus	Pie calcáneo
Pes valgus	Pie valgo
Petechia	Petequia
Peyronie's disease (induratio penis plastica)	Enfermedad de La Peyronie (induración plástica del pene)
Phantom pain	Dolor del miembro fantasma
Phenylketonuria	Fenilcetonuria
Pheochromocytoma	Feocromocitoma
Phimosis	Fimosis
Phlebothrombosis	Flebotrombosis
Phlegmon	Flegmón
Phobia	Fobia
Photophobia (fear of light)	Fotofobia (intolerancia a la luz)

Pig flu (swine influenza, influenzavirus A subtype H1N1)	Gripe porcina (influenza porcina, gripe del cerdo)
Pigeon chest (pectus carinatum)	Pectus carinatum
Pilonidal cyst	Quiste pilonidal
Pinta	Pinta
Plague (pest)	Peste
Plantar fasciitis	Fascitis plantar
Plasmacytoma (multiple myeloma)	Plasmacitoma (mieloma múltiple)
Pleural carcinosis	Carcinosis pleural
Pneumoconiosis	Neumoconiosis
Pneumocystis pneumonia (pneumocystosis)	Neumonía por Pneumocystis
Pneumothorax	Neumotórax
Poisoning (toxication)	Envenenamiento (intoxicación)
Poliomyelitis (polio, infantile paralysis)	Poliomielitis (parálisis infantil)
Pollen allergy	Alergia al polen
Polycystic kidney disease	Enfermedad poliquística renal
Polycythemia	Policitemia
Polydactyly	Polidactilia
Polymyalgia rheumatica	Polimialgia reumática
Polymyositis	Polimiositis
Polyp	Pólipo
Popliteus syndrome	Tendinitis poplítea
Porphyria	Porfiria
Portal hypertension	Hipertensión portal
Post-necrotic cirrhosis	Cirrosis postnecrótica
Post-thrombotic syndrome	Síndrome postrombótico
Post-traumatic headache	Cefalea postraumática
Posterior ankle impingement syndrome	Síndrome de pinzamiento posterior del tobillo
Posttraumatic stress disorder	Trastorno por estrés postraumático
Postural back pain	Dolor de espalda postural
Postural edema	Edema postural
Precocious puberty (premature puberty)	Pubertad precoz
Preiser disease	Enfermedad de Preiser
Premature ejaculation	Eyaculación precoz
Premature sexual development of the opposite sex	Desarrollo sexual prematuro del sexo opuesto
Premature sexual development of the same sex	Desarrollo sexual prematuro del mismo sexo
Premenstrual syndrome (PMS)	Síndrome premenstrual
Primary amoebic meningoencephalitis	Meningoencefalitis amebiana primaria
Prinzmetal's angina	Angina de Prinzmetal
Proctitis	Proctitis
Productive cough	Tos productiva
Progressive muscular dystrophy	Distrofia muscular progresiva
Prostate cancer	Cáncer de próstata
Prostate carcinoma	Carcinoma de próstata
Proteinuria (presence of proteins in urine)	Proteinuria
Pseudoepitheliomatous hyperplasia	Hiperplasia pseudoepiteliomatosa
Psittacosis (parrot fever)	Psitacosis (fiebre del loro)
Psoriasis	Psoriasis
Psoriatic arthritis	Artritis psoriásica
Psychic changes	Cambios psíquicos
Psychoneurosis	Psiconeurosis
Psychopathy	Psicopatía
Psychosis	Psicosis
Pulmonary alveolar proteinosis	Proteinosis alveolar pulmonar
Pulmonary atelectasis	Atelectasia pulmonar
Pulmonary congestion	Congestión pulmonar
Pulmonary echinococcosis	Hidatidosis pulmonar
Pulmonary edema	Edema pulmonar
Pulmonary embolism	Embolia pulmonar
Pulmonary heart disease	Enfermedad cardíaca pulmonar (cor pulmonale)
Pulmonary hypertension	Hipertensión arterial pulmonar
Pulmonary hypoplasia	Hipoplasia pulmonar
Pulmonary infarction	Infarto pulmonar
Pulmonary tuberculosis	Tuberculosis pulmonar

Pulmonary valve stenosis	Estenosis de la válvula pulmonar
Pulsing pain	Dolor pulsante
Purpura	Púrpura
Pus	Pus
Pus in sputum	Esputo que contiene pus
Pus in urine (pyuria)	Presencia de pus en la orina (piuria)
Pustule	Pústula
Pyelonephritis (kidney infection)	Pielonefritis (infección urinaria alta)
Pyloric stenosis	Estenosis del píloro
Pylorospasm	Pilorospasmo
Pyonephrosis	Pionefrosis
Pyromania	Piromanía
Q fever	Fiebre Q
Quinsy (peritonsillar abscess)	Absceso peritonsilar
Rabies	Rabia
Radial head fracture (radial capitulum fracture)	Fractura de la cabeza del radio
Radiation poisoning	Envenenamiento por radiación
Radioactive irradiation	Irradiación radioactiva
Radioulnar synostosis	Sinostosis radiocubital
Radius fracture	Fractura del radio
Rapid breathing (tachypnea)	Respiración rápida (taquipnea)
Rash (eruption, eczema)	Sarpullido (erupción, eccema)
Rat bite	Mordedura de rata
Rat-bite fever	Fiebre por mordedura de rata
Raynaud's disease	Enfermedad de Raynaud
Reactive arthritis (Reiter's syndrome)	Síndrome de Reiter (artritis reactiva)
Rectal prolapse	Prolapso rectal
Red colored stool	Heces de color rojo
Red urine	Orina de color rojo
Redness of the skin (erythema)	Enrojecimiento de la piel (eritema)
Refracturing (repeated fracture)	Fractura repetida
Relapsing fever	Fiebre reincidente
Renal agenesis	Agenesia renal
Renal cell carcinoma (hypernephroma)	Carcinoma de células renales
Renal colic	Cólico nefrítico (cólico renal)
Renal cyst	Quiste de riñón
Renal rickets	Raquitismo renal
Renal tuberculosis	Tuberculosis renal
Renal tubular acidosis	Acidosis tubular renal
Renovacsular hypertension	Hipertensión renovascular
Repetitive strain injury (cumulative trauma disorder)	Síndrome de sobreuso
Respiratory alkalosis	Alcalosis respiratoria
Respiratory distress syndrome	Síndrome de distrés respiratorio
Restrictive cardiomyopathy	Cardiomiopatía restrictiva
Reticuloendothelial sarcoma	Reticulosarcoma (sarcoma reticuloendotelial)
Retinal ablation (retinal detachment)	Desprendimiento de retina
Retinal artery occlusion	Oclusión de la arteria de la retina
Retinal degeneration	Degeneración retinal
Retinitis pigmentosa (retinal pigment epithelium dystrophy)	Retinitis pigmentosa
Retinopathy of prematurity (retrolental fibroplasia)	Retinopatía de la prematuridad
Retroperitoneal fibrosis (Ormond's disease)	Fibrosis retroperitoneal
Retroverted uterus	Retroversión del útero
Reye's syndrome	Síndrome de Reye
Rh incompatibility (hemolytic disease of the newborn)	Enfermedad hemolítica del recién nacido (incompatibilidad Rh)
Rhabdomyoma	Rabdomioma
Rhabdomyosarcoma	Rabdomiosarcoma
Rheumatic fever	Fiebre reumática

Rheumatic heart disease	Cardiopatía reumática
Rheumatoid arthritis	Artritis reumatoide
Rhinitis	Rinitis
Rickets (rachitis)	Raquitismo
Rickettsiosis	Rickettsiosis
Riedel's thyroiditis	Tiroiditis de Riedel
Rift Valley fever	Fiebre de Rift Valley
Ringing in ears (tinnitus)	Pitidos en el oído (acúfeno, tinnitus)
Rosacea	Rosácea
Rotator cuff rupture (rotator cuff tear)	Ruptura del manguito rotador
Rotten tooth	Diente podrido
Runny nose (rinorrhea)	Goteo nasal (rinorrea)
Rupture	Ruptura (rotura)
Rupture of urinary bladder	Ruptura de la vejiga urinaria
Ruptured spleen	Ruptura del bazo
Salicylate poisoning	Intoxicación por salicilatos
Salmonellosis	Salmonelosis
Sarcoidosis (sarcoid, Besnier-Boeck disease)	Sarcoidosis (enfermedad de Besnier-Boeck)
Sarcoma	Sarcoma
Sarcomatoid mesothelioma	Mesotélioma sarcomatoide
Sarcopenia	Sarcopenia
Scabies (the itch)	Arador de la sarna (escabiosis)
Scar	Cicatriz
Scarlet fever	Escarlatina (fiebre escarlata)
Schistosomiasis (snail fever)	Esquistosomiasis (bilharziasis)
Schizophrenia	Esquizofrenia
Sciatica	Ciática
Scleroderma	Esclerodermia
Sclerosing adenosis	Adenosis esclerosante
Scoliosis	Escoliosis
Scorpion sting	Picadura de escorpión
Scotoma	Escotoma
Scratch	Rasguño
Scrub typhus (Japanese river fever, Tsutsugamushi fever)	Tsutsugamushi (fiebre fluvial japonesa, tifus de los matorrales)
Scurvy	Escorbuto
Seasickness	Mal de mar
Sebaceous cyst (wen)	Quiste sebáceo
Seborrhea	Seborrea
Seborrheic keratosis	Queratosis seborreica
Secondary hypertension (inessential hypertension)	Hipertensión secundaria
Self-harm	Autolesión (automutilación)
Semicoma	Semicoma
Sensation of fear	Sensación de miedo
Sensitivity to pain (algesia)	Sensibilidad al dolor (algesia)
Separated shoulder (acromioclavicular dislocation)	Luxación de la articulación acromioclavicular
Sepsis	Sepsis
Septic shock	Choque séptico
Septicemia	Septicemia
Sever's disease	Enfermedad de Sever
Severe acute respiratory syndrome (SARS)	Síndrome respiratorio agudo severo (SRAS, SARS)
Sexual addiction	Adicción sexual
Sexual differentiation disorder	Trastorno de la diferenciación sexual
Sexually transmitted disease	Enfermedad de transmisión sexual
Shallow breathing	Respiración superficial
Sharp pain	Dolor afilado
Shedding of the skin (desquamation)	Desquamación
Shellfish poisoning	Intoxicación por mariscos
Shigellosis (bacillary dysentery)	Shigelosis
Shin splints	Dolor en las espinillas
Shivering	Escalofrío (tiritón)
Shock	Choque (shock)
Shortness of breath (dyspnea)	Falta de aire (disnea)
Shortsightedness (myopia)	Miopía
Shoulder arthrosis	Artrosis del hombro

Shoulder impingement syndrome (subacromial impingement syndrome)	Síndrome del conflicto subacromial
Shuffling gait	Marcha arrastrando los pies
Sickle-cell disease (sickle-cell anemia)	Anemia falciforme (anemia drepanocítica)
Siderosis	Siderosis
Sight disorder	Trastorno de la visión
Silicosis	Silicosis
Silo-filler's disease	Enfermedad de los ensiladores
Simple bone fracture	Fractura simple
Sinus headache	Dolor de cabeza por sinusitis
Sister Mary Joseph nodule	Nódulo de la hermana María José
Sjögren's syndrome	Síndrome de Sjögren
Skin color changes	Cambios en el color de la piel
Sleep apnea	Apnea del sueño
Sleeping disorder	Trastorno del sueño
Sleepwalking (somnambulism)	Sonambulismo (noctambulismo)
Slow basal metabolism	Metabolismo basal lento
Slow breathing rate (bradypnea)	Descenso de la frecuencia respiratoria (bradipnea)
Slow psychophysiological responses	Respuestas psicofisiológicas lentas
Slow pulse rate (bradycardia)	Descenso de la frecuencia cardiaca (bradicardia)
Small intestine diverticulum	Divertículo de Meckel
Small pupils	Pupilas pequeñas
Smallpox	Viruela
Snake bite	Mordedura de víbora
Sneezing	Estornudo
Sniffing (sniffle)	Sorberse la nariz (moqueo)
Soft fibroma (fibroma molle, acrochordon)	Fibroma blando (fibroma molle)
Somnolence	Somnolencia
Sopor	Sopor
Sore throat (inflammation of the throat, pharyngitis)	Mal de garganta (inflamación de la faringe, faringitis)
Spanish flu	Gripe española
Spasm (cramp)	Espasmo (calambre)
Spastic arching position (opisthotonus)	Contracción del cuerpo entero de tal manera que se mantiene encorvado hacia atrás (opistótonos)
Speech difficulty (dysphasia)	Trastorno del lenguaje (disfasia)
Spermatocele	Espermatocele
Spider angioma (spider nevus)	Angioma en araña (angioma aracnoideo)
Spider bite	Picadura de araña
Spina bifida	Espina bífida
Spinal deformity	Deformidad vertebral
Spinal disc herniation	Hernia discal
Spinal shock	Choque espinal
Spiral fracture	Fractura espiral
Splenomegaly	Esplenomegalia
Split foot (lobster claw foot, ectrodactyly)	Ectrodactilia en pie
Spondylitis	Espondilitis
Spondylolisthesis	Espondilolistesis
Spondylosis	Espondilosis
Spontaneous fractures	Fracturas espontáneas
Sporotrichosis	Esporotricosis
Sports injury	Lesión deportiva
Sprengel's deformity	Deformidad de Sprengel
Squamous cell carcinoma (planocellular carcinoma)	Carcinoma de células escamosas
Stab wound	Estocada
Staphylococcal food poisoning	Intoxicación alimentaria por estafilococo dorado
Starvation	Inanición
Stenosis of pulmonary artery	Estenosis de la arteria pulmonar
Stiffness	Agarrotamiento
Stomach cancer (gastric cancer)	Cáncer de estómago (cáncer gástrico)

Stomach growling (borborygmus)	Sonidos de tripas (borborigmo)
Strabismus	Estrabismo
Strain (sprain, pull)	Desgarro
Strangulation	Estrangulamiento
Streptococcal pharyngitis	Faringitis por estreptococo
Stress fracture	Fractura por estrés
Stress urinary incontinence	Incontinencia urinaria por estrés
Stroke (cerebrovascular accident)	Derrame cerebral (accidente cerebrovascular)
Stupor	Estupor
Stye (chalazion)	Orzuelo
Subarachnoid hemorrhage	Hemorragia subaracnoidea
Subcutaneous emphysema	Enfisema subcutáneo
Subdural hematoma	Hematoma subdural
Subdural hemorrhage	Hemorragia subdural
Sudden infant death syndrome (crib death, cot death)	Síndrome de muerte súbita del lactante (muerte en cuna)
Sudeck's atrophy	Atrofia de Sudeck
Sunstroke (heat stroke)	Insolación
Supracondylar femoral fracture	Fractura supracondilar del fémur
Supracondylar humerus fracture	Fractura supracondilar del húmero
Supramaleolar fracture of tibia and fibula	Fractura supramaleolar de tibia y peroné
Surgical shock (postoperative shock)	Choque quirúrgico
Suspension of external breathing (apnea)	Falta de respiración (apnea)
Sweating	Transpiración (sudación)
Swelling	Hinchazón
Swimmer's knee	Rodilla de nadador de pecho (bursitis de la pata de ganso)
Syncope	Síncope
Syndactyly	Sindactilia
Synovial sarcoma	Sarcoma sinovial
Synovioma	Sinovioma
Syphilis	Sífilis
Syringomyelia	Siringomielia
Tachycardia	Taquicardia
Tarsal tunnel syndrome	Síndrome del túnel tarsiano
Tendinosis (chronic tendon injury)	Tendinosis (lesión crónica del tendón)
Tendinous fibrositis	Fibrositis de tendón
Tendon rupture (torn tendon)	Ruptura del tendón
Tendon strain	Desgarro de tendón
Tennis elbow	Codo del tenista (epicondilitis lateral)
Tension headache	Cefalea tensional
Teratocarcinoma	Teratocarcinoma
Teratoma	Teratoma
Testicular dysgenesis	Disgénesis testicular
Testicular torsion	Torsión testicular
Tetanus	Tétanos (tétano)
Tetany	Tetania
Tetralogy of Fallot	Tetralogía de Fallot
Thalassemia	Talasemia
Thallium poisoning	Envenenamiento por talio
Thermal injuries	Lesiones térmicas
Thermal wound	Herida térmica
Thermonuclear injuries	Lesiones por una explosión termonuclear
Thirst	Sed
Thoracic aortic aneurysm	Aneurisma de aorta torácica
Thoracic outlet syndrome	Síndrome del estrecho torácico
Thrombocytopenia	Trombocitopenia
Thromboembolism	Tromboembolismo
Thrombophlebitis	Tromboflebitis
Thrombosis	Trombosis
Thrombotic thrombocytopenic purpura	Púrpura trombocitopénica trombótica
Thrush (oral candidiasis)	Candidiasis oral (muguet oral)
Thumb joint arthritis	Rizartrosis
Thyroglossal duct cyst	Quiste tirogloso
Thyroid cyst	Quiste de tiroides
Thyrotoxicosis	Tirotoxicosis
Tibia stress fracture	Fractura por estrés de la tibia
Tibialis posterior syndrome	Síndrome del tibial posterior

Tibialis posterior tendinitis	Tendinopatía tibial posterior
Tic	Tic
Tick-borne meningoencephalitis	Meningoencefalitis de garrapata
Tight hamstrings syndrome	Síndrome de isquiosurales cortos
'Tight shoes' sensation	Sensación de "zapatos apretados"
Tinea capitis (scalp ringworm)	Tiña de la cabeza (tinea capitis)
Tinea corporis	Tiña corporal (tinea corporis)
Tinea versicolor (pityriasis versicolor, haole rot)	Tiña versicolor (pitiriasis versicolor)
Tingling	Hormigueo
Tonic-clonic seizure	Crisis tónico-clónica
Toothache	Dolor de muelas
Tourette's syndrome	Síndrome de Tourette
Toxocariasis	Toxocariasis
Toxoplasmosis	Toxoplasmosis
Trachoma	Tracoma
Transitional cell carcinoma	Carcinoma de células transicionales
Transposition of aorta	Transposición de la aorta
Transposition of pulmonary artery	Transposición de la arteria pulmonar
Transposition of the great vessels	Transposición de los grandes vasos
Transverse colon	Colon transverso
Transverse fracture	Fractura transversal
Traumatic shock	Choque traumático
Traveller's thrombosis (economy class syndrome)	Síndrome de la clase turista
Tremor	Temblor
Trichinosis (trichinellosis)	Triquinelosis (triquinosis)
Trichomonas vaginalis	Trichomonas vaginalis
Trichomoniasis	Trichomoniasis
Trifascicular block	Bloqueo trifascicular
Trigeminal neuralgia	Neuralgia del trigémino
Trypanosomiasis	Tripanosomiasis
Tuberculosis (TBC)	Tuberculosis (tisis, TBC)
Tuberculous arthritis	Artritis tuberculosa
Tuberculous lymphadenitis	Tuberculosis ganglionar (linfadenitis tubercular)
Tuberculous spondylitis (Pott disease)	Espondilitis tuberculosa
Tubular adenoma	Adenoma tubular
Tularemia (rabbit fever)	Tularemia (fiebre de los conejos)
Tumor (tumour)	Tumor
Tungiasis (nigua, pique)	Tungiasis
Turner syndrome	Síndrome de Turner
Twinging pain	Dolor tipo punzada
Typhoid fever (typhoid)	Fiebre tifoidea (fiebre entérica)
Ulcer	Úlcera (llaga)
Ulcerative colitis	Colitis ulcerosa
Umbilical hernia	Hernia umbilical
Unclear urine (foggy urine)	Orina turbia
Unconsciousness	Inconsciencia
Uncontrolled eye movement (opsoclonus)	Movimientos involuntarios y rápidos de los ojos (opsoclonus)
Underfedness (malnutrition)	Desnutrición
Undescended testicle	Descenso incompleto de testículo
Unequal size of pupils (anisocoria)	Asimetría del tamaño de las pupilas (anisocoria)
Upper and/or lower jaw fracture (broken upper/lower jaw)	Fractura de maxilar y/o mandíbula
Upper respiratory tract infection	Infección respiratoria alta
Uremia (autointoxication due to kidney failure)	Uremia (acumulación en la sangre de los productos tóxicos por un fallo renal)
Ureteral stone (ureterolithiasis)	Cálculo en el uréter (ureterolitiasis)
Urge to vomit	Ganas de vomitar
Urinary burning	Ardor al orinar
Urinary incontinence	Incontinencia urinaria
Urinary retention (ischuria)	Retención de orina

Urination disorder	Trastorno de la micción
Urogenital neoplasm	Tumor urogenital
Urogenital tuberculosis	Tuberculosis urogenital
Uterine bleeding (metrorrhagia)	Pérdida de sangre uterina (metrorragia)
Uterine prolapse (fallen womb)	Prolapso del útero
Vaginal discharge	Flujo vaginal
Vaginal spasm (vaginismus)	Espasmo vaginal (vaginismo)
Van Neck disease	Enfermedad de Van Neck
Varicocele	Varicocele
Varicose veins	Varices
Vasomotor rhinitis	Rinitis vasomotora
Venous bleeding	Sangrado venoso (hemorragia venosa)
Venous thrombosis	Trombosis venosa
Venous ulcer (varicose ulcer)	Úlcera varicosa
Ventricular fibrillation	Fibrilación ventricular
Ventricular hypertrophy	Hipertrofia ventricular
Ventricular septal defect	Comunicación interventricular
Vibration disease	Enfermedad de las vibraciones
Violent death	Muerte violenta
Viral conjuctivitis	Conjuntivitis viral
Viral hemorrhagic fever	Fiebre hemorrágica viral
Viral hepatitis	Hepatitis viral
Viral infection	Infección viral
Viral pneumonia	Neumonía viral
Vitamin A deficiency	Carencia de vitamina A
Vitamin B1 deficiency	Carencia de vitamina B1
Vitamin B2 deficiency	Carencia de vitamina B2
Vitamin B3 deficiency	Carencia de vitamina B3
Vitamin B12 deficiency	Carencia de vitamina B12
Vitamin C deficiency	Carencia de vitamina C
Vitamin D deficiency	Carencia de vitamina D
Vitamin deficiency	Carencia de vitamina
Vitamin K deficiency	Carencia de vitamina K
Vitiligo	Vitíligo
Vocal chords polyp	Pólipo de las cuerdas vocales
Voice changes	Cambios en la voz
Volkmann's ischemic contracture	Contractura isquémica de Volkmann
Vomiting	Vómito (emesis)
Vomiting of blood (hematemesis)	Vómito de sangre (hematemesis)
Vomiting without nausea (cerebral vomiting)	Vómito sin náusea (vómito cerebral)
Warfare gases poisoning	Intoxicación por armas gaseosas
Warm sweaty palms	Palmas de las manos calientes y mojadas
Wart	Verruga
Watery eyes	Ojos llorosos
Watery stool	Heces acuosas
Weakness	Debilidad
Weight loss (weight reduction)	Pérdida de peso
West Nile fever	Fiebre del Nilo Occidental
Wet gangrene	Gangrena húmeda
Whipple's disease	Enfermedad de Whipple
Whitlow (felon)	Panadizo
Whooping cough (pertussis)	Tos ferina (coqueluche)
Wilm's tumor (nephroblastoma)	Tumor de Wilms (nefroblastoma)
Withdrawal	Síndrome de abstinencia
Wound (injury, lesion)	Herida
Wrinkle	Arruga
Wrist arthrosis	Artrosis de muñeca
Wry neck (torticollis)	Tortícolis
Xanthelasma	Xantelasma
Xanthoma	Xantoma
Yawn	Bostezo
Yaws (pian)	Pian (frambesia)
Yellow fever	Fiebre amarilla
Yellow stool	Heces amarillas
Yolk sac tumor (endodermal sinus tumor)	Tumor de saco vitelino
Zika fever	Fiebre del Zika
Zoonosis	Zoonosis

PHARMACY	FARMACIA
Activated carbon	Carbón activado
Adrenaline	Adrenalina
Aerosol	Aerosol
After meal	Después de una comida
Alcohol	Alcol
Almond oil	Aceite de almendras dulces
Aminophylline	Aminofilina
Ampicillin	Ampicilina
Ampoule	Ampolla (recipiente)
Analgesic (painkiller)	Analgésico
Anesthetic	Anestésico
Antacid	Antiácido
Anti-diabetic drug	Antidiabético
Anti-inflammatory	Antiinflamatorio (antiflogístico)
Anti-obesity medication	Fármaco antiobesidad
Antialcoholic drug	Fármaco antialcohólico
Antiallergic drug	Antialérgico
Antianemic	Antianémico
Antiarrhythmic agent	Agente antiarrítmico
Antibiotic	Antibiótico
Anticoagulant	Anticoagulante
Anticonvulsant	Anticonvulsivo (antiepiléptico)
Antidepressant	Antidepresivo
Antidiarrhoeal drug	Antidiarréico
Antidote	Antídoto
Antiemetic and motion sickness drug	Antiemético
Antihelminthic	Antihelmíntico
Antihemorrhagic (hemostatic)	Hemostático
Antihistamine	Antihistamínico
Antihypertensive drug	Antihipertensivo
Antimalarial drug	Antimalárico
Antimycotic	Antimicótico (antifúngico)
Antioxidant	Antioxidante
Antiperspirant	Desodorante
Antiprotozoal agent	Antiprotozoario
Antipsychotic	Antipsicótico
Antipyretic	Antipirético
Antirheumatic drug	Antireumático
Antiseptic	Antiséptico
Antiserum	Antisuero
Antitoxin	Antitoxina
Antitubercular agent	Fármaco tuberculostático
Antiviral drug	Fármaco antiviral
Aspirin	Aspirina
At noon	A mediodía
Atropine	Atropina
Bandage	Venda
Barbiturate	Barbitúrico
Blood pressure meter (sphygmomanometer)	Tensiómetro (esfigmomanómetro)
Boric acid	Ácido bórico
Bronchodilator	Broncodilatador
Caffeine	Cafeína
Calcium	Calcio
Capsule	Cápsula
Cardiotonic agent	Cardiotónico
Castor oil	Aceite de ricino
Cephalosporin	Cefalosporina
Chamomile	Manzanilla
Chemotherapy	Quimioterapia
Chloramphenicol	Cloranfenicol
Chlorine	Cloro
Cobalt	Cobalto
Codeine	Codeína
Compress	Compresa
Condom	Preservativo (condón, profiláctico)
Contact lenses	Lentes de contacto (lentillas, pupilentes)
Contact lenses cleaning solution	Solución limpiadora de lentes de contacto
Contraceptive	Anticonceptivo
Contraceptive foam	Espuma anticonceptiva
Contraceptive pill (oral contraceptive)	Píldora anticonceptiva
Contraceptive sponge	Esponja anticonceptiva
Copper	Cobre
Corticosteroid	Corticosteroide
Cotton-wool	Algodón hidrófilo
Cytostatic	Citostático
Dental floss	Seda dental (hilo dental)
Denture cleaning solution	Solución limpiadora de dentadura
Diaphragm (Dutch cap)	Diafragma
Digestive	Digestivo
Diuretic	Diurético
Dose	Dosis

Drops	Gotas
Drug allergy	Alergia al medicamento
Drug side-effects	Reacción adversa a medicamento
Ear drops	Gotas óticas
Emulsion	Emulsión
Enema (clyster)	Enema (clisma)
Erythromycin	Eritromicina
Essential oil	Aceite esencial
Expectorant	Expectorante
Eye drops	Colirio
Fentanyl	Fentanilo
Foam	Espuma
For external application	De uso externo
Gauze sponge	Gasa
Gel	Gel
Gentamicin	Gentamicina
Glasses	Gafas
Glucose	Glucosa
Gram (gramme)	Gramo
Hard contact lens	Lente de contacto duro
Heparin	Heparina
Herbal tea	Tisana (infusión de hierbas)
Home pregnancy test	Prueba de embarazo
Hormone replacement therapy	Terapia de sustitución hormonal
Hot water bottle	Bolsa de agua caliente (guatero)
Hypnotic (soporific)	Hipnótico
Immunoglobulin	Inmunoglobulina
Immunosuppressive	Inmunosupresor
In the evening	Por la noche
In the morning	Por la mañana
Incontinence pads (adult diapers)	Pañal para adultos
Inhalation	Inhalación
Injection	Inyección
Insect repellent	Repelente de insectos
Insulin	Insulina
Interferon	Interferón
International System of Units	Sistema Internacional de Unidades
Iodine	Yodo (iodo)
Iron	Hierro (fierro)
Jojoba oil	Aceite de jojoba
Laxative	Laxante
Lip balm	Bálsamo de labios
Liquid powder	Polvo liquido
Litre	Litro
Lotion	Loción
Lubricant	Lubricante
Magnesium	Magnesio
Manganese	Manganeso
Medical cannabis	Cannabis medicinal
Medication (remedy, drug)	Medicamento (fármaco)
Methadone	Metadona
Microgram	Microgramo
Milligram (milligramme)	Miligramo
Millilitre	Mililitro
Mineral	Mineral
Mineral oil	Aceite mineral
Molybdenum	Molibdeno
'Morning -after' pill (postcoital contraception, emergency contraception)	Anticonceptivo de emergencia (contracepción poscoital)
Morphine	Morfina
Mosquito repellent	Repelente de mosquitos
Mouthwash liquid	Enjuague bucal (colutorio)
Mucolytic	Mucolítico
Muscle relaxant	Relajante muscular (miorrelajante)
Nasal drops	Gotas nasales
Needle	Aguja
Nicotine gum	Goma de mascar de nicotina
Nicotine patch	Parche de nicotina
Non-steroidal antiinflammatory drug	Antiinflamatorio no esteroideo
Nutrient	Nutrimento (nutriente)
Nystatin	Nistatina
Ointment (fat)	Ungüento (pomada)
Omega-3 fatty acid	Ácido graso omega 3
On empty stomach (before the meal)	En ayunas
Opioid	Opioide
Orally	Por via oral
Overdose	Sobredosis
Oxycodone	Oxicodona
Paracetamol	Paracetamol
Paraffin	Parafina
Paste	Pasta
Pastille (lozenge)	Pastilla
Penicillin	Penicilina
Pharmacist	Farmacéutico
Phosphorus	Fósforo

Phytotherapy	Fitoterapia
Piece	Pieza
Plaster (adhesive strip)	Tira adhesiva sanitaria
Poison	Veneno
Potassium	Potasio
Potion	Poción
Powder	Polvo
Prescription	Receta
Psychostimulant	Psicoestimulante
Purgative	Purgante (purgativo)
Rectal	Rectal
Rinsing	Lavado
Salicylate	Salicilato
Saline solution	Suero fisiológico
Sanitary pads (sanitary napkins)	Toalla sanitaria (compresa, pantiprotector)
Scales	Balanza
Sedative	Sedativo
Serum	Suero
Skin cream	Crema
Soap	Jabón
Sodium	Sodio
Soft contact lens	Lente de contacto blanda
Solution	Soluto
Spasmolytic	Espasmolítico
Spermicide	Espermicida
Spoon	Cuchara
Spray	Rociada
Sublingual administration	Vía sublingual
Sugar substitute	Edulcorante artificial
Sulphonamide	Sulfonamida
Sulphur	Azufre
Sunscreen (sunblock)	Protector solar
Suppository	Supositorio
Syringe	Jeringa
Syrup	Jarabe
Tablet	Comprimido
Tampon	Tampón
Tetracycline	Tetraciclina
Thermometer	Termómetro
Tincture	Tintura
Tonic	Tónico
Tooth paste	Pasta de dientes (dentífrico)
Tramadol	Tramadol
Urinary antiseptic	Antiséptico de las vías urinarias
Vaccine	Vacuna
Vaginal suppository	Supositorio vaginal
Vasodilatator	Vasodilatador
Viagra (sildenafil citrate)	Viagra
Vial	Frasquito
Vitamin	Vitamina
Vitamin A (retinol)	Vitamina A (retinol)
Vitamin B1 (thiamin)	Vitamina B1 (tiamina)
Vitamin B2 (riboflavin)	Vitamina B2 (riboflavina)
Vitamin B3 (niacin)	Vitamina B3 (niacina, vitamina PP)
Vitamin B4 (adenine)	Vitamina B4 (adenina)
Vitamin B5 (pantothenic acid)	Vitamina B5 (ácido panoténico)
Vitamin B6 (pyridoxine)	Vitamina B6 (piridoxina)
Vitamin B7 (inositol)	Vitamina B7 (inositol)
Vitamin B8 (biotin)	Vitamina B8 (biotina)
Vitamin B9 (folic acid)	Vitamina B9 (ácido fólico)
Vitamin B10 (factor-R)	Vitamina B10 (vitamina R)
Vitamin B11 (factor-S)	Vitamina B11 (vitamina S)
Vitamin B12 (cobalamin)	Vitamina B12 (ciancobalamina)
Vitamin C (L-ascorbic acid)	Vitamine C (enantiómero L de ácido ascórbico)
Vitamin D2 (ergocalciferol)	Vitamina D2 (ergocalciferol)
Vitamin D3 (cholecalciferol)	Vitamina D3 (colecalciferol)
Vitamin D4	Vitamina D4
Vitamin D5 (sitocalciferol)	Vitamina D5 (sitocalciferol)
Vitamin E (tocopherol)	Vitamina E (alfatocoferol)
Vitamin F (linoleic acid)	Acido linoleico
Vitamin J (choline)	Vitamina J (colina)
Vitamin K (phylloquinone)	Vitamina K (filoquinona)
Vitamin L1 (anthranilic acid)	Vitamina L1 (ácido antranílico)
Vitamin P (flavonoids)	Vitamina P (flavonoide)
Water-soluble tablets	Solubilizantes (comprimidos dispersables en agua)

Zinc	Zinc (cinc)
Zinc ointment	Pasta de óxido de zinc

MEDICAL FACILITIES, PROCEDURES AND CARE / FACILIDADES MÉDICAS, PROCEDIMIENTOS Y ASISTENCIA MÉDICA

Administration of drugs	Administración de fármacos
Airway (cannula)	Cánula
Alarm	Alarma
Ambu bag valve mask	Bolsa Ambú de ventilación manual
Ambulance	Ambulancia
Ambulance (clinic)	Enfermería
Amputation	Amputación
Anesthesia	Anestesia
Arthrodesis	Artrodesis
Artificial respiration	Respiración artificial
Autopsy	Autopsia
Balance training	Entrenamiento del equilibrio
Bath (wash)	Darse un baño
Bathroom	Cuarto de baño
Bed	Cama
Bed rest	Guardar cama
Bite	Morder
Blanket	Manta (cobija)
Blood donation	Donación de sangre
Body positioner	Almohada de posicionamiento
Breakfast	Desayuno
Breast implant	Implante de mama
Breathing exercises	Ejercicios de respiración
Bypass	By-pass
Calling of the time of death	Determinación del tiempo de muerte
Cardiology	Cardiología
Catheter	Catéter
Cause of death	Causa de muerte
Cauterization	Cauterización
Chamber -pot	Orinal
Chemotherapy	Quimioterapia
Circumcision	Circuncisión
Cleansing	Purificación
Close	Cerrar
Contagious	Contagioso
Corpse	Cadáver
Cover	Cubrecama (colcha, manta)
CPR mask	Máscara de reanimación
Crutch	Muleta
Cryoextraction	Crío-extracción
Cytology	Citología
Debris	Materia de desperdicio
Defecation	Defecación
Defibrillation	Desfibrilación
Defibrillator	Desfibrilador
Dental crown	Corona
Dental extraction	Exodoncia dental
Dental filling	Empaste (emplomadura)
Dentist	Dentista
Dentures	Prótesis dental
Dermatology	Dermatología
Diagnosis	Diagnóstico
Dialysis	Diálisis
Die	Morir
Diet	Régimen (dieta)
Digestion	Digestión
Dining-room	Comedor
Dinner (supper)	Cena
Doctor (physician)	Médico
Doctor's office	Consultorio de médico
Donor	Donante
Door	Puerta
Drain tube	Sonda de drenaje
Drainage	Drenaje
Dressing	Apósito
Drill	Taladro
Dynamometer	Dinamómetro
Electrode	Electrodo
Electrode conductive gel	Gel conductor
Electrosurgery	Electrocirugía
Electrotherapy	Electroterapia
Elevator	Elevador
Emergency medical services	Servicios médicos de emergencia
Endotracheal tube	Sonda endotraqueal
Escape chair	Silla de evacuación
Exercise	Ejercicio
Facelift (rhytidectomy)	Estiramiento de la cara (ritidectomía)
Feeding tube	Sonda de alimentación
First aid	Primeros auxilios
First aid kit	Botiquín de primeros auxilios

Gastric lavage (stomach pumping)	Lavado gástrico
General anesthesia	Anestesia general
General practitioner	Médico de cabecera
Germs	Gérmenes
Gerontology	Gerontología
Get changed	Cambiarse
Goniometer	Goniómetro
Gynecology	Ginecología
Head immobilizer	Inmovilizador de cabeza
Health insurance	Seguro de salud
Hearing assist device	Audífono
Heel and elbow protectors	Protectores talón/codo antiescaras
Heimlich maneuver (abdominal thrusts)	Maniobra de Heimlich
Hospital	Hospital
Hospital trolley	Camilla
Hydrotherapy	Hidroterapia
Immunology	Inmunología
Incontinence pad	Sábana de hule para la incontinencia
Infectious disease unit	Pabellón de enfermedades infecciosas
Infusion	Infusión
Infusion stand	Intravenoso poste
Injection	Inyección
Intensive care	Cuidados intensivos
Intensive care unit	Unidad de cuidados intensivos
Internal medicine	Medicina interna
Intubation	Intubación
Kegel exercise	Ejercicios de Kegel
Laparoscopic surgery	Cirugía laparoscópica
Laryngeal mask airway	Máscara laríngea
Laryngoscope	Laringoscopio
Laundry	Lavandería
Light	Luz
Liposuction	Liposucción
Litter bin	Papelera
Liver dialysis	Diálisis de hígado
Lobotomy	Lobotomía
Local anesthesia	Anestesia local
Lunch	Almuerzo
Manometer cuff	Manguito de presión arterial
Manual de fibrillator	Desfibrilador manual
Mattress	Colchón
Medical center	Centro médico
Morgue (mortuary)	Depósito de cadáveres (morgue)
Nasal cannula	Cánula nasal
Neck immobilizer	Collar cervical
Neurology	Neurología
Night table (bedside table)	Mesilla de noche
Nightgown	Camisón
Nurse	Enfermera
Nursing (care)	Asistencia (cuidado)
Occupational therapist	Terapeuta ocupacional
Oncology	Oncología
Open	Abrir
Operating room	Quirófano
Operation (surgery)	Operación quirúrgica
Ophtalmology ward	Sala de oftalmología
Oropharyngeal airway	Cánula orofaríngea (tubo de Mayo, cánula de Guédel)
Orthopedics	Ortopedia
Otorhinolaryngology	Otorrinolaringología
Overbed table	Mesa para cama
Oxygen mask	Máscara de oxígeno
Oxygen storage tank	Tanque de oxígeno
Pacemaker	Marcapasos
Palpation	Palpación
Pathology	Patología
Patient	Paciente
Patient's room	Cuarto del paciente
Pediatrics	Pediatría
Percussion	Percusión
Percutaneous coronary intervention (coronary angioplasty)	Intervención coronaria percutánea
Pessary	Pesario
Physical therapy	Fisioterapia
Physiotherapist	Fisioterapeuta
Pillow	Almohada
Plaster cast (immobilization plaster)	Escayola de inmovilización
Plastic surgery of the abdomen ("tummy tuck", abdominoplasty)	Cirugía estética del abdomen (abdominoplastia)
Plastic surgery of the breasts (mammoplasty)	Cirugía estética de los senos (mamoplastia)

Plastic surgery of the eyelid (blepharoplasty)	Cirugía estética de los párpados (blefaroplastia)
Plastic surgery of the nose (rhinoplasty)	Cirugía estética de la nariz (rinoplastia)
Postural drainage	Drenaje postural
Primary health care	Atención primaria de salud
Protect gloves	Guantes desechables
Protection cap	Gorra desechable
Protection face mask	Mascarilla desechable
Protection gown	Gabacha desechable
Protection shoe cover	Cubrezapatos
Psychiatry	Psiquiatría
Psychologist	Psicólogo
Pulmonary ward	Sala de neumología
Pyjamas (pajamas)	Pijama (piyama)
Quarantine	Cuarentena
Radiation	Radiación
Radiology	Radiología
Reanimation	Reanimación
Reception office	Mostrador de recepción
Recipient of an organ	Receptor de un órgano
Recover (heal)	Reponerse (recuperarse)
Recovery	Recuperación
Rehabilitation (rehab)	Rehabilitación
Remission	Fase de remisión
Renal dialysis	Diálisis renal
Respirator	Aparato respiratorio
Rhinology	Rinología
Rinse	Lavar
Scalpel	Escalpelo
Scissors	Tijeras
Semi-intensive care	Cuidados semi-intensivos
Sheet	Sábana
Shunt	Shunt
Slippers	Pantuflas
Sonde	Sonda
Spit	Escupir
Sponge	Esponja
Sterile (aseptic)	Estéril
Sterilization	Esterilización
Stethoscop	Estetoscopio
Storage	Almacenaje
Stretcher	Camilla enrollable
Suction catheter	Catéter de succión
Suction unit (aspirator)	Aspirador
Surgery	Cirugía
Surgical opening of a direct airway on the neck (tracheostomy)	Incisión quirúrgica en la tráquea (traqueotomía)
Surgical opnening of the cranium (craniotomy)	Abertura quirúrgica en el cráneo (craneotomía)
Surgical procedure of formation of stoma (colostomy)	Exteriorización de una parte de intestino a través de la cavidad abdominal (colostomía)
Surgical procedure on a joint (arthrotomy)	Incisión quirúrgica de una articulación (artrotomía)
Surgical procedure on the middle ear (stapedectomy)	Cirugía del oído medio (stapedectomía)
Surgical procedure on the spine (laminectomy)	Extirpación quirúrgica de parte de una vértebra (laminectomía)
Surgical procedure on the thalamus (thalamotomy)	Cirugía del tálamo (talamotomía)
Surgical removal of a breast (mastectomy)	Remoción quirúrgica de seno (mastectomía)
Surgical removal of a hemorrhoid (hemorrhoidectomy)	Extirpación quirúrgica de las hemorroides (hemorroidectomía)
Surgical removal of a lobe of some organ (lobectomy)	Extirpación quirúrgica de un lóbulo de un órgano (lobectomía)
Surgical removal of a testicle (orchidectomy)	Extirpación quirúrgica del testículo (orquidectomía)
Surgical removal of adenoids (adenoidectomy)	Extirpación quirúrgica de las adenoides (adenoidectomía)
Surgical removal of one or both adrenal glands (adrenalectomy)	Extirpación quirúrgica de una glándula suprarrenal (adrenalectomía)
Surgical removal of stones (lithotomy)	Extracción quirúrgica de los cálculos (litotomía)

Surgical removal of the aneurysm (aneurysmectomy)	Extirpación quirúrgica de un aneurisma (aneurismectomía)	Surgical sterilization of a woman (tubal ligation)	Esterilizatióm quirúrgica femenina (ligadura de trompas)
Surgical removal of the gallbladder (cholecystectomy)	Extracción quirúrgica de la vesícula biliar (colecistectomía)	Table (desk) Tea Teeth polishing	Mesa (escritorio) Té Pulidor de los dientes
Surgical removal of the larynx (laryngectomy)	Extirpación quirúrgica de la laringe (laringectomía)	Test tube Therapy Toilet (lavatory) Traction	Tubo de ensayo Tratamiento (terapia) Servicio Tracción
Surgical removal of the pancreas (pancreatectomy)	Extirpación quirúrgica del páncreas (pancreatectomía)	Transfusion Transplantation Transurethral resection of the	Transfusión Trasplante Resección transuretral de la
Surgical removal of the prostate gland (prostatectomy)	Extirpación quirúrgica de la próstata (prostatectomía)	prostate Trauma Trendelenburg position	próstata Trauma Posición de Trendelenburg
Surgical removal of the spleen (splenectomy)	Extirpación quirúrgica del bazo (esplenectomía)	Tweezers Urination (voiding) Urological catheter	Pinzas Micción Catéter urinario
Surgical removal of the stomach (gastrectomy)	Extirpación quirúrgica del estómago (gastrectomía)	Urology Using a toilet Vaccination (inoculation)	Urología Ir al servicio Vacunación
Surgical removal of the thymus (thymectomy)	Extirpación quirúrgica del timo (timectomía)	Vaccination schedule Vacuum mattress	Calendario de vacunación Colchón al vácio
Surgical removal of the thyroid gland (thyroidectomy)	Extirpación quirúrgica de la glándula tiroides (tiroidectomía)	Visit Visitor Vital signs monitor	Visita Visitante Monitor de signos vitales
Surgical removal of the uterus (hysterectomy)	Extracción quirúrgica del útero (histerectomía)	Waiting -room Walker (walking frame)	Sala de espera Andador
Surgical removal of the vermiform appendix (appendectomy)	Extirpación quirúrgica del apéndice cecal (apendicectomía)	Ward Wardrobe (cupboard, cabinet) Wash basin	Sala (pabellón) Armario Palangana (ajofaina)
Surgical removal of tonsils (tonsillectomy)	Extracción quirúrgica de las amígdalas (tonsilectomía)	Water Wheelchair Window Wound stitching	Agua Silla de ruedas Ventana Suturar la herida
Surgical removal of uterine myomas (myomectomy, fibroidectomy)	Extirpación quirúrgica de los fibromas uterinos (miomectomía)	MEDICAL EXAMS Abdominal	**EXÁMENES MÉDICOS** Ecografía abdominal
Surgical sterilization of a man (vasectomy)	Esterilización quirúrgica masculina (vasectomía)	ultrasound Agglutination tests	(ultrasonido abdominal) Análisis de aglutinación

Alkaline phosphatase	Fosfatasa alcalina
Alpha-fetoprotein test (AFP test)	Prueba de alfa-fetoproteína
Amniocentesis	Amniocentesis
Angiography	Angiografía
Anoscopy	Anoscopía
Antibiogram	Antibiograma
Aortography	Aortografía
Arteriography	Arteriografía
Arthroscopy	Artroscopia
Aspartate transaminase (SGOT)	Aspartato aminotransferasa (AST, transaminasa glutámico-oxalacética GOT)
Audiometry	Audiometría
Barium enema	Enema de bario con doble contraste
Barium meal (upper gastrointestinal series)	Radiografía de esófago, estómago y duodeno tomada con comida baritada
Benzidine stool test	Prueba de la bencidina
Biochemical blood tests	Exámenes bioquímicos de sangre
Biomarker	Marcador biológico
Biopsy	Biopsia
Blood culture	Hemocultivo
Blood gas test	Prueba de gases en la sangre
Blood pressure monitoring	Monitorización de la presión arterial
Blood sugar concetration (glucose level)	Concentración de glucosa en sangre
Blood urea nitrogen test (BUN)	Nitrógeno ureico en sangre (BUN)
Bone densitometry (dual energy X-ray absorpriometry)	Densitometría ósea
Bone marrow biopsy	Biopsia de médula ósea
Bone scintigraphy	Gammagrafía ósea
Bone X-ray (bone radiography)	Radiografía de hueso (radiografía ósea)
Brain ventricle biopsy	Biopsia cerebral
Breast examination	Exploración física de mama
Breast ultrasound	Ecografía de mama (ultrasonido de mama)
Bromsulphalein liver function test	Prueba de la función hepática con bromosulfaleína
Bronchography	Broncografía
Bronchoscopy	Broncoscopia
CA 125 (cancer antigen 125)	Marcador tumoral CA 125
CA 19-9 (carbohydrate antigen)	CA 19-9 (antígeno carbohidrato 19-9)
Carcinoembryonic antigen (CEA)	Antígeno carcinoembrionario
Cardiac catheterization (heart cath, angiocardiography)	Cateterismo cardíaco
Cardiac ultrasound (echocardiography)	Ecocardiografía
Cardiotocography	Cardiotocografía
Catheter angiography	Angiografía por catéter
Central venous pressure (CVP)	Presión venosa central
Cephalometry	Cefalometría
Cerebral angiography	Angiografía cerebral
Cerebrospinal fluid analysis	Análisis del líquido cefalorraquídeo
Cerebrospinal fluid culture	Cultivo de líquido cefalorraquídeo
Cervical conization	Conización
Chest X-ray	Radiografía de tórax
Cholangiography	Colangiografía
Colonoscopy	Colonoscopia
Colposcopy	Colposcopia
Complete blood count	Hemograma (conteo sanguíneo completo)
Computed tomography (CT)	Tomografía computada
Contrast medium	Medio de contraste
Coronary catheterization (coronarography)	Coronariografía
Cystography	Cistografía
Cystoscopy	Cistoscopia
Defecography	Defecografía
Dental X-ray	Radiografía dental
Dermatoscopy (dermoscopy)	Dermatoscopia
Digital subtraction angiography	Angiografía de sustracción digital
Dilated fundus examination	Exámen dilatado de fundus
DNA analysis	Análisis de DNA

Doppler echocardiography	Ecocardiografía doppler
Drug induced pupillary dilatation	Dilatación pupilar inducida por fármacos
Echoencephalography	Ecoencefalografía
Electrocardiography (ECG)	Electrocardiografía (ECG, EKG)
Electroencephalography (EEG)	Electroencefalografía
Electromyography (EMG)	Electromiografía
Electroneurography	Electroneurografía
Electroretinography	Electrorretinografía
Endometrial biopsy	Biopsia endometrial
Endoscopic retrograde cholangiopancreatography (ERCP)	Colangiopancreatografía retrógrada endoscópica
Endoscopy	Endoscopia
Enteroscopy	Enteroscopia
Ergometry test	Ergometría
Erythrocyte sedimentation rate	Velocidad de sedimentación globular
Esophageal manometry	Manometría esofágica
Esophagogastroduodenoscopy	Esofagogastroduodenoscopia
Fine needle aspiration biopsy	Punción aspiración con aguja fina
Fluoroscopy	Fluoroscopia
Functional magnetic resonance imaging (functional MRI)	Imagen por resonancia magnética funcional (IRMf)
Gastric juice chemical examination	Análisis químico del jugo gástrico
Gastroscopy	Gastroscopia
Glasgow coma scale	Escala de coma de Glasgow
Glucose urine test	Examen de glucosa en orina
Gonioscopy	Gonioscopia
Gynecological examination	Examen ginecológico
HbsAg (Hepatitis B surface antigen)	HbsAg (antígeno de superficie de la hepatitis B)
Hematocrit	Hematocrito
Hepatobiliary scintigraphy with technetium -99m	Gammagrafía hepatobiliar con tecnecio 99m
High intensity focused ultrasound	Ultrasonido focalizado de alta intensidad (HIFU)
Hysterescopy	Histeroscopia
Hysterosalpingography	Histerosalpingografía
Indirect Coombs test	Prueba de Coombs indirecta
Intravenous biligraphy	Biligrafia intravenosa
Intravenous pyelography	Urografia intravenosa
Iodine -131 thyroid test	Captación tiroidea de 131yodo
Joint X-ray (arthrography)	Artrografía
Karyotype	Cariotipo
Kidney biopsy	Biopsia renal
Laboratory (lab)	Laboratorio
Laboratory tests	Pruebas de laboratorio
Laparoscopy	Laparoscopia
Laryngoscopy	Laringoscopia
Liver biopsy	Biopsia hepática
Liver function tests	Pruebas de función hepática
Liver ultrasound	Ecografia hepática (ultrasonido hepático)
Lumbar myelography	Mielografia lumbar
Lumbar puncture	Punción lumbar
Lung scintigraphy	Gammagrafía pulmonar
Lymph node biopsy	Biopsia de ganglio linfático
Lymphography (lymphangiography)	Linfografía
Magnetic resonance imaging (MRI)	Imagen por resonancia magnética (IRM)
Magnetoencephalography (MEG)	Magnetoencefalografía
Mammography	Mamografía
Mantoux test (PPD test)	Test de Mantoux (PPD)
Mediastinoscopy	Mediastinoscopia
Microbiological culture	Cultivo
Myelography	Mielografía
Ophtalmoscopy	Oftalmoscopia

Oral cholecystography	Colecistografía oral
Oral glucose tolerance test (OGTT)	Test de tolerancia oral a la glucosa
Otoscopy	Otoscopía
Pancreas ultrasound	Ecografía de páncreas (ultrasonido de páncreas)
Papanicolau test (Pap test)	Prueba de Papanicolau
Partial thromboplastin time (PTT)	Tiempo de tromboplastina parcial activado
Patch test	Prueba de emplasto (prueba del parche)
Patellar reflex	Reflejo patelar
Pelvigraphy	Pelvigrafía
Pelvimetry	Pelvimetría
Perimetry	Campimetría (perimetría)
Phenolsulfonphthalein test (PSP test)	Prueba de la fenolsulfonftaleína
Phlebography	Flebografía
Plethysmography	Pletismografía
Pleural biopsy	Biopsia pleural
Pneumoencephalography	Neumoencefalografía
Polysomnography (sleep study)	Polisomnografía
Positron emission tomography	Tomografía por emisión de positrones
Post-void residual urine volume	Volumen residual de orina
Pregnancy test	Pruebas de embarazo
Prostate specific antigen	Antígeno prostático específico
Prothrombin time	Tiempo de protrombina
Pulmonary angiography	Angiografía pulmonar
Pulse monitoring	Comprobación del pulso
Pyelography	Urografía
Radioisotope scanning (nuclear medicine)	Medicina nuclear
Rapid strep test	Prueba rápida para estreptococo
Rectal examination	Tacto rectal
Rectoscopy	Rectoscopia
Refractometry	Refractomería
Renal scintigraphy	Gammagrafía renal
Renal ultrasound	Ecografía renal (ultrasonido renal)
Retrograde pyelography	Pielografía retrógrada
Rose Waaler test	Test de Waaler-Rose
Semen analysis	Espermiograma
Serology blood tests	Pruebas de serología
Serum albumin	Albúmina en la sangre
Serum bilirubin	Análisis de bilirrubina sérica
Serum protein electrophoresis	Electroforesis de proteínas séricas
Sialography	Sialografía
Sigmoidoscopy	Sigmoidoscopia
Skin allergy testing (prick test)	Test cutaneos de alergia (prick)
Skin biopsy	Biopsia de piel
Skull X-ray (craniography)	Craneografía
Speech audiometry	Audiometría del habla
Spinal angiography	Angiografía espinal
Spine X-ray (spine radiography)	Radiografía de la columna vertebral (radiografía vertebral)
Spirometry (vital capacity test)	Espirometría
Spleen scintigraphy with technetium -99m	Gammagrafía de bazo con tecnecio 99m
Sputum culture	Cultivo de esputo
Stereotactic biopsy	Biopsia estereotáctica
Suboccipital myelography	Mielografía cervical suboccipital
Suboccipital puncture	Punción suboccipital
Thoracoscopy	Toracoscopia
Throat swab culture	Exudado faríngeo
Thyroid biopsy	Biopsia de tiroides
Thyroid blood tests	Concetración de hormonas tiroideas en sangre
Thyroid scintigraphy	Gammagrafía tiroidea
Thyroid ultrasound	Ecografía de la tiroides (ultrasonido de la tiroides)
Tomography	Tomografía

Tonometry	Tonometría
Transthoracic percutaneous fine needle aspiration	Punción transtorácica aspirativa con aguja ultrafina
Tumor marker	Marcador tumoral
Tympanocentesis	Timpanocentesis
Tympanometry	Timpanometría
Ultrasound (medical ultrasonography)	Ultrasonografía (ecografía)
Ultrasound of the gallbladder and bile ducts	Ecografía de vesícula y vías biliares
Urea breath test	Prueba del aliento con urea
Urea clearance test	Prueba de aclaramiento de urea sanguínea
Ureteroscopy	Ureteroscopía
Urethrography	Uretrografía
Urine chemical analysis	Análisis químico de orina
Urine culture	Urocultivo
Urine protein test	Proteínas en la orina
Urine specific gravity	Gravedad específica de la orina
Urobilinogen in urine	Urobilinógeno en orina
Vaginal swab culture	Cultivo vaginal
Ventriculography	Ventriculografía
Weber test	Prueba de Weber
X-ray (radiography)	Radiografía

PREGNANCY AND OBSTETRICS — EMBARAZO Y OBSTETRICIA

Abortifacients	Fármacos abortivos
Abortion (pregnancy termination)	Aborto inducido
Absence of menstrual period (amenorrhea)	Ausencia de la menstruación (amenorrea)
Amniocentesis	Amniocentesis
Amnioscopy	Amnioscopia
Amniotic fluid	Líquido amniótico
Amniotic sac	Saco amniótico
Artificial insemination	Inseminación artificial
Biological parent	Padre biológico
Biophysical profile of the fetus	Perfil biofísico fetal
Birth canal	Canal del parto
Blastocyst	Blastocisto
Bleeding (haemorrhage)	Desangramiento (hemorragia)
Body length of a newborn	Talla de un neonato
Braxton Hicks contractons	Contracción de Braxton Hicks
Breast	Mama
Breast pump	Sacaleches
Breathing	Respiración
Breech	Nalga
Breech position	Posición de nalgas
Cardiotocography	Cardiotocografía
Cervical dilation	Dilatación del cuello uterino
Cesarean section (C-section)	Cesárea
Chadwick's sign	Signo de Chadwick
Childbirth	Parto
Choriocarcinoma	Coriocarcinoma
Chorion	Corion
Chorion-gonadotrophin	Gonadotropina coriónica
Chorionic villi	Vellosidades coriónicas
Chorionic villus sampling	Muestra de vellosidades coriónicas
Conception	Fecundación (fertilización)
Contracted pelvis	Pelvis contraída
Cordocentesis	Cordocentesis
Curettage	Legrado
Cut	Cortar
Delivery room	Sala de partos
Diaper	Pañal
Dizygotic twins (biovular twins)	Gemelos dicigóticos (mellizos)
Duration of contraction	Duración de las contracciones uterinas
Duration of pregnancy	Duración del embarazo
Eclampsia	Eclampsia
Ectopic pregnancy (extrauterine pregnancy)	Embarazo ectópico
Edema	Edema (hidropesía)
Egg donation	Donación de ovocitos
Ejaculation	Eyaculación
Embryo	Embrión

Endometrial hyperplasia	Hiperplasia endometrial
EPH gestosis (preeclampsia)	Preeclampsia
Episiotomy	Episiotomía
Excessive secretion of saliva (hypersalivation)	Excesiva producción de saliva (hipersalivación)
Expulsion of placenta	Expulsión de la placenta
Expulsion of the baby	Expulsión del producto
Fallopian tube (oviduct)	Trompa de Falopio (tuba uterina, oviducto)
Father	Padre
Fetal anomalies (fetal abnormalities)	Anomalías fetales
Fetal hypotrophy	Hipotrofia fetal
Fetal pH-metry	pH-metría fetal
Fetal weight (birth mass)	Peso al nacer
Fetoscopy	Fetoscopia
Fetus	Feto
Forceps	Fórceps
Full term birth	Parto a término
Gestational diabetes	Diabetes gestacional
Graafian follicle	Folículo de Graaf
Gynecology	Ginecología
Habitual abortion (recurrent miscarriage)	Aborto habitual
Head	Cabeza
Hemolytic disease of the newborn	Enfermedad hemolítica del recién nacido (eritroblastosis fetal)
High blood pressure (hypertension)	Incremento de la presión sanguínea (hipertensión)
Hymen	Himen
Hypertrophy of uterus	Hipertrofia del útero
Implantation	Implatación
In vitro fertilisation	Fecundación in vitro
Incubator	Incubadora
Infection	Infección
Infertility	Infertilidad
Inflammation of the fetal membranes (chorioamnionitis)	Infección de las membranas placentarias (corioamnionitis)
Inflammation of the urinary bladder (cystitis)	Inflamación de la vejiga urinaria (cistitis)
Inner membrane of the uterus (endometrium)	Mucosa interior del útero (endometrio)
Intensity of contractions	Intensidad de contracciones uterinas
Intracytoplasmatic sperm injection	Inyección intracitoplasmática de espermatozoides
Labor contraction frequency	Frecuencia de las contracciones uterinas
Labor contractions	Contracciones del trabajo de parto (contracciones uterinas)
Lactation	Lactancia
Lactiferous duct	Conducto mamario (conducto galactóforo)
Leg varicose veins	Venas varicosas de las piernas
Lithopedion (stone baby)	Litopedion
Lochia	Loquios
Macrosomia (big baby syndrome)	Macrosomía fetal
Maternity blues (baby blues)	Baby blues (leve depresión post parto)
Maternity hospital	Hospital de maternidad
Meconium	Meconio
Meconium aspiration syndrome	Síndrome de aspiración de meconio
Meconium ileus	Enfermedad de Hirschsprung (megacolon aganglónico)
Meconium peritonitis	Peritonitis meconial
Medically assisted procreation	Reproducción asistida
Medication that suppresses premature labor (tocolytic)	Fármaco utilizado para suprimir el trabajo de parto prematuro (tocolítico)
Menopause	Menopausia
Menstrual cycle	Ciclo menstrual
Menstruation	Menstruación (período)
Microcephaly	Microcefalia
Midwife	Matrona (matrón)
Mifepristone	Mifepristona

Monozygotic twins (identical twins)	Gemelos monocigóticos
Morula	Mórula
Mother	Madre
Multigravida	Multigrávida
Multiple pregnancy	Embarazo múltiple
Nausea	Náusea
Navel (belly button)	Ombligo (pupo)
Neck	Cuello
Neonatology	Neonatología
Newborn (infant)	Neonato (recién nacido)
Nipple	Pezón
Nuchal scan (nuchal translucency)	Traslucencia nucal
Obstetrician	Tocólogo (obstetra)
Obstetrics	Obstetricia
Oogenesis	Ovogénesis
Ovarian hyperemia	Hiperemia del ovario
Ovary	Ovario
Ovulation	Ovulación
Ovum	Óvulo
Parent	Padre (primario)
Pathological birth	Parto patológico
Pelvimetry	Pelvimetría
Placenta	Placenta
Placenta accreta	Placenta accreta
Placenta previa	Placenta previa
Placental abruption	Desprendimiento prematuro de placenta
Placental estrogen	Estrógeno de la placenta
Placental progesterone	Progesterona de placenta
Plagiocephaly	Plagiocefalia
Postmature birth	Parto postérmino
Postnatal (postpartum period, puerperium)	Puerperio
Postnatal depression (postpartum depression)	Depresión postparto (depresión postnatal)
Postpartum psychosis	Psicosis postparto
Pregnancy	Embarazo
Pregnancy risk factors	Agentes teratogénicos
Premature birth	Parto pretérmino
Premature rupture of membranes	Ruptura prematura de membrana
Preterm newborn	Recién nacido pretérmino
Primigravida	Primigesta
Progesterone	Progesterona
Prolactin	Prolactina
Prolonged birth	Parto prolongado
Puerperal fever	Fiebre puerperal
Puerperal mastitis	Mastitis puerperal
Puerperal sepsis	Sepsis puerperal
Push	Empujar
Pyelonephritis	Pielonefritis
Quadruplets	Cuatrillizos
Rupture of membranes	Ruptura de membrana
Semen (sperm)	Semen (esperma)
Sperm bank	Banco de semen
Sperm viability	Viabilidad de espermatozoides
Spermatozoon (sperm cell)	Espermatozoide
Spontaneous abortion (miscarriage)	Aborto espontáneo
Stage of birth	Etapas del parto
Stillborn	Nacido muerto
Suckling	Succión
Surgical removal of the uterus (hysterectomy)	Extracción quirúrgica del útero (histerectomía)
Surrogate mother (womb mother)	Madre de alquiler
TORCH infections	Infecciones TORCH
Transverse fetal position	Feto posición transversal
Twins	Gemelos
Ultrasound (medical ultrasonography)	Ultrasonografía (ecografia)
Umbilical cord	Cordón umbilical
Umbilical cord prolapse	Prolapso del cordón umbilical
Urinary incontinence	Incontinencia urinaria
Urinary retention (ischuria)	Retención de orina
Uterine anomalies	Malformaciones uterinas
Vacuum extractor (ventouse)	Aspirador al vacío
Vagina	Vagina
Vomiting	Vómito (emesis)
Water birth	Parto en agua
Womb (uterus)	Útero (matriz, seno materno)

ABOUT THE AUTHOR

Edita Ciglenečki is medical translator with Academic degrees in Biomedical Sciences and Public Health Sciences. Besides Croatian, being her mother tongue, she is a holder of international diplomas in English, French and Italian language. For many years she worked as a medical professional inside the travel industry. This dictionary is the product of her own working experience built on her passion for travelling, medicine and language skills.

www.ingramcontent.com/pod-product-compliance
Lightning Source LLC
Chambersburg PA
CBHW061222180526
45170CB00003B/1114